Pour une psychologie de la santé

Adrien Édouard MVESSOMBA

Pour une psychologie de la santé

Une approche psychosociale

Préface de Robert Evola

L'Harmattan

5-7, rue de l'Ecole-Polytechnique, 75005 Paris

http://www.harmattan.fr
diffusion.harmattan@wanadoo.fr
harmattan1@wanadoo.fr

ISBN : 978-2-343-10254-2
EAN : 9782343102542

Préface

Vous tenez entre les mains un document qui suscite une réflexion autre sur la santé et la maladie que celle suggérée par le modèle biomédical qui résulte de la médecine classique et qui est le plus partagé par tous ceux qui s'intéressent de près ou de loin à la santé des individus. L'originalité de cette réflexion est qu'elle situe l'être humain au centre de sa santé ou celle des autres. Une lecture attentive des 200 pages qui constituent la substance du présent travail invite à privilégier l'éducation là ou d'autres travaillent à perfectionner les procédures thérapeutiques.

Ce livre situe la place de la psychologie en général, et de la psychologie de la santé en particulier, dans la formation et l'agir des différentes catégories socioprofessionnelles qui ont pour but de soulager les souffrances humaines. L'argumentation développée dans ce travail sous-tend l'idée que la maladie est évitable ou tout au moins contrôlable par des comportements immunogènes communément appelés comportements de protection. Toutefois, il transparaît que l'éducation à la santé n'est pas chose facile. Elle doit tenir compte des croyances et des représentations sociales qui entraînent l'adoption de certains comportements à risque.

Je conseille donc vivement ce livre qui est écrit dans un style simple et agréable à tous ceux qui travaillent pour encadrer la santé des populations.

Evola Robert
Professeur des Universités
Université de Yaoundé.

Remerciements

Nous avons une pensée particulièrement reconnaissance et émue à l'endroit du Docteur Benjamin Alexandre Nkoum, qui nous a engagé dans ce projet en nous proposant de faire les cours de psychologie de la santé dans son institution (École des sciences supérieures de la santé de l'UCAC : Université catholique d'Afrique centrale à Yaoundé) et a mis à notre disposition tous les appuis nécessaires. Nous avons beaucoup appris auprès de ce grand humaniste et chercheur.

Nous remercions aussi le Professeur Robert Evola pour la touche personnelle qu'il a apportée à cette réflexion, à travers une relecture attentive et des conseils très précieux prolongeant ainsi l'intérêt qu'il a toujours accordé à notre encadrement depuis nos études en tant qu'étudiant et dans notre travail d'enseignant/chercheur. Sa préface de ce travail est un aiguillon qui nous invite à faire mieux.

Nous remercions enfin tous nos étudiants, plus particulièrement ceux des cycles de recherche (master et doctorat : Bessala Ndzié Ludovic, Tagne Nossi Alain, Nguedong Jean Anatole, Atsa Georges, Enyegue Denis, Kouémo Lili Berthe...) qui ont tous, chacun à sa manière, contribué de manière remarquable à l'aboutissement de ce travail.

Introduction générale

La médecine et les autres disciplines connexes s'intéressent à un objet complexe qui est la santé de l'être humain. Il s'agit en fait d'un état qui semble dans la pratique difficile à atteindre, la bonne santé suppose être dans un état de bien-être intégral (physique et mental). Or, un tel état est souvent difficile à atteindre. La conséquence qui en résulte est que l'individu oscille habituellement entre le normal et le pathologique au point où on pourrait se demander qui est en bonne santé et qui ne l'est pas. Cette question et bien d'autres que nous n'évoquerons pas directement ici montrent que l'individu, qu'il soit malade ou non, a de multiples facettes qui nécessitent une certaine manière de l'aborder. Il doit toujours être considéré comme un être actuel qui a eu un passé et qui aura un avenir. Autant de choses qui influencent son comportement. C'est à ce niveau qu'apparaît l'importance de la psychologie pour tous ceux qui interviennent dans le domaine de la santé. Ils devraient d'abord faire un effort de se connaître eux-mêmes, avant de connaître leurs patients (malades) ainsi que tous les autres intervenants dans le domaine de la santé.

L'importance de la psychologie dans le domaine de la santé a fait naître tout un domaine d'application appelé psychologie de la santé. La psychologie de la santé est un domaine en plein essor. Parties des travaux visant à corriger les écueils du modèle biomédical, les recherches psychologiques dans le domaine de la santé sont tour à tour passées par la médecine psychosomatique, l'approche comportementale de la santé et la médecine comportementale.

Pour ce travail introductif à la psychologie pour les spécialistes en santé, nous ne pouvons pas encore entrer en profondeur dans l'étude des mécanismes généraux du comportement relatif aux problèmes de santé. L'objectif de cette réflexion est de situer la place de la psychologie dans la formation des spécialistes de la santé.

Ce travail est organisé en plusieurs chapitres. Le chapitre premier est consacré aux considérations générales sur la psychologie qui constituent un préalable indispensable dans la présentation de quelques aspects importants de cette discipline. Dans ce chapitre sont abordées l'évolution historique de l'objet de la psychologie et ses méthodes d'investigation. Le chapitre deuxième est consacré à l'établissement et l'institutionnalisation de la psychologie. Il s'agit en fait d'une rétrospective qui retrace les grands moments ayant marqué la naissance de la psychologie dans les principaux pays ayant joué un rôle indispensable pour son accession au statut de science. Le chapitre troisième est consacré au panorama des spécialisations de la psychologie. Le développement de ce chapitre s'appuie sur la théorisation de Lieury (2000) qui a réparti les spécialisations de la psychologie en deux axes et quatre pôles. Le chapitre quatrième est consacré au développement de l'être humain que nous avons désigné sous le vocable de système sujet. Il s'agit concrètement des développements affectif, cognitif, social et psychomoteur. Le chapitre cinquième aborde la personnalité qui est présentée par certains chercheurs comme le thème central de la psychologie, une fonction psychologique carrefour. La personnalité est abordée par sa définition, ses méthodes d'approche, sa dimension sociale ou contextuelle, son approche psychodynamique qui permet d'envisager les concepts de motivation, de schéma corporel et de l'inconscient.

Le chapitre sixième est consacré à quelques autres principales fonctions psychologiques, notamment la perception, l'intelligence, le langage et l'apprentissage. Le chapitre septième est consacré aux différents modes de relations sociales qui situent non seulement la place du soin relationnel, mais aussi celle de la prise en compte du climat relationnel dans la prévention, le dépistage, la prise en soins, etc. Ont été retenus ici les types de relations proches de la relation thérapeutique : la relation sociale, la relation éducative et la relation soignant-soigné. Le chapitre huitième est consacré à la place des comportements dans la santé. Ce chapitre est organisé en deux principales articulations : la définition des comportements de santé et la nécessité d'étudier les comportements de santé. Le chapitre neuvième aborde la relation entre croyances et santé. Ce chapitre montre que nos comportements de santé sont influencés par nos croyances. Le chapitre dixième enfin est consacré à l'observance thérapeutique.

1.1.1. La psychologie considérée comme étude de l'âme

La première phase de l'évolution de l'objet de la psychologie est celle qui l'assimile à l'étude de l'âme. Cette phase de la psychologie est celle qu'on a appelée la psychologie préscientifique ou encore la psychologie philosophique. Cette psychologie est dite préscientifique pour deux principales raisons :

- l'âme qui est son objet d'étude est une substance immatérielle, très difficile à saisir de manière objective ;

- l'introspection qui est sa principale méthode d'approche se caractérise essentiellement par la subjectivité et l'exclusivité, bref par l'incapacité d'expliquer objectivement les processus psychiques.

Des philosophes ont contribué à l'étude des faits psychologiques au niveau de cette première phase. On peut les classer en deux grands groupes : les philosophes métaphysiciens et les philosophes de la mesure.

1.1.1.1. Les philosophes métaphysiciens

Parmi les philosophes métaphysiciens, nous pouvons citer Descartes (1596-1630) dont la contribution semble essentielle à la naissance de la psychologie. Après la déception qui résulte de l'insatisfaction de sa formation reçue au célèbre Collège de la Flèche, Descartes entreprend de douter méthodiquement de tout, y compris de l'existence de son propre corps. Selon lui, nous accédons à la connaissance de notre corps par le moyen de nos sens. Or, précise-t-il, « nos sens sont trompeurs ». En doutant de tout, Descartes (1937) constate qu'il effectue une activité mentale qui révèle en elle-même le fait qu'il est une âme pensante. C'est la naissance du « *Cogito ergo Sum* » (« *je pense donc je suis* »).

Chapitre premier

Quelques considérations générales sur la psychologie

Après avoir longtemps fait partie de la philosophie et sévèrement critiquée par la plupart des autres sciences, la psychologie est devenue un domaine scientifique au même titre que les autres sciences sociales et humaines qui l'ont précédée. Mais l'accession à ce statut de science ne s'est pas effectuée sans difficulté. Il a fallu que des hommes éminents exploitent tout leur génie pour surmonter les critiques des hommes d'Église et des théoriciens des sciences déjà établies qui n'arrivaient pas à admettre que le comportement puisse faire l'objet d'une étude scientifique. La scientificité de la psychologie est passée par une histoire qui a permis de préciser son objet et d'affiner ses méthodes. Mais avant de retracer brièvement les grandes étapes de la naissance de la psychologie moderne, il s'avère indispensable de dire un mot sur son objet.

1.1. L'objet de la psychologie

Une science se définit par un objet précis, un vocabulaire et une méthode. L'objet de la psychologie qui est en principe l'étude du psychisme est le principal facteur qui a justifié son rejet catégorique. C'est pourquoi cet objet a progressé et s'est affiné au point où la psychologie moderne se définit comme l'étude scientifique du comportement, des comportements et des processus mentaux.

Descartes (1941) postule par ailleurs l'existence de trois types d'idées : les idées innées, les idées acquises et les idées adventistes.

Les idées innées sont celles qui, selon Descartes, nous sont transmises par Dieu à notre naissance et vont influencer presque toute notre vie. Il les désigne sous le vocable de « lumière naturelle ».

Les idées acquises sont celles qui proviennent de l'expérience comme l'ont précisé les empiristes. Pour Locke, l'un des théoriciens de l'empirisme, toutes nos idées viennent de l'expérience et sont le reflet des choses.

Les idées adventistes sont celles qui sont intermédiaires entre les idées innées et les idées acquises.

Les travaux de Descartes ont eu une incidence internationale. En Angleterre par exemple, les chercheurs ne retiendront que les idées acquises et postuleront que toutes nos idées viennent de l'expérience et sont le reflet des choses. Ce fut la nuance de l'école empiriste-associationniste animée par John Locke (1632-1704). L'intérêt que David Hume (1711-1776) porte aux travaux de Locke l'a tout de même amené à regretter le fait que ce dernier n'ait pas travaillé à démêler les mécanismes d'association de ces idées issues de l'expérience. Les lois qui régissent l'association des idées constitueront la substance des travaux des associationnistes.

La thèse empiriste a été complétée et enrichie par l'associationnisme qui postule qu'en dehors de l'origine empiriste de nos idées, celles-ci sont associées entre elles à travers un certain nombre de lois (la ressemblance, le contraste, la contiguïté : Aristote). Parmi les associationnistes, on peut citer James Mill (1869) et John Stuart Mill (1866) qui développent les concepts de « mécanique mentale » et de « chimie mentale » pour mettre en évidence les lois des différentes associations mentales.

Ainsi, nous constatons que les philosophes métaphysiciens ont acclimaté la réflexion sur la psychologie moderne. Cependant, on a reproché à leur démarche son caractère spéculatif et subjectif ; c'est la raison pour laquelle les philosophes de la mesure ont amorcé une approche basée sur la quantification des phénomènes psychiques.

1.1.1.2. Les philosophes de la mesure

Les philosophes de la mesure, pour combler les lacunes de leurs prédécesseurs (philosophes métaphysiciens), ont fait un effort de travailler sur des données quantifiables. Ce fut d'abord le cas de Christian Wollf (1679-1754) qui utilisa pour la première fois le terme de psychométrie (mesure des phénomènes mentaux) et qui a écrit tour à tour *psychologia rationalis* et *psychologia empirica.*

À la suite de Christian Wollf (1969), on peut mentionner comme autre philosophe de la mesure Fechner qui a mis au point une loi permettant de mesurer l'évolution de la sensation en relation avec l'intensité de la stimulation. Cette loi résulte d'une relation entre l'accroissement de l'énergie physique et l'accroissement de l'énergie mentale. Elle s'énonce de la manière suivante : $S = C \log E$ (la sensation croît comme le logarithme de l'excitation).

Ainsi, que ce soit chez les philosophes métaphysiciens ou chez les philosophes de la mesure, on notait déjà un effort d'étude des phénomènes mentaux. Cependant, cet effort semblait encore embryonnaire et ne permettait pas à la psychologie d'être considérée comme une science. Parlant de l'introspection par exemple, Auguste Comte (1830-1842) a rejeté catégoriquement la possibilité d'une scientificité de la psychologie en ces termes : « *on ne peut être placé à la fenêtre et se regarder passer dans la rue* ». Confrontés aux différentes critiques de la psychologie philosophique, un ensemble de psychologues, dont le chef de file fut Watson

(1913), ont fait de la psychologie la science du comportement et des comportements.

1.1.2. La psychologie considérée comme étude du comportement et des comportements

Comme nous l'avons déjà signalé, le principal reproche qui a été fait à la psychologie définie comme étude de l'âme est son caractère spéculatif et subjectif. Pour permettre l'évolution et la scientificité de l'objet de la psychologie, certains chercheurs sont passés d'une psychologie de l'âme à une psychologie du comportement. Plusieurs disciplines ont servi de fondement à ce passage. Parmi les disciplines qui ont contribué indirectement à l'établissement d'une psychologie du comportement, nous pouvons citer : la physiologie avec notamment la physiologie nerveuse, la physique avec notamment la psychophysique, la médecine avec notamment des recherches sur les maladies mentales.

1.1.2.1. Le modèle révolutionnaire de Watson au service de l'étude du comportement

La psychologie du comportement apparaît comme une révolution, car avec les travaux de Watson qui suggère de ne s'intéresser qu'au comportement objectivement observable et de mettre entre parenthèses tout ce qui se passe dans la conscience, la psychologie entra dans les laboratoires. Ainsi naquit le behaviorisme qui signifie comportementalisme en français. Dans son étude du comportement, Watson (1916) démontre que celui-ci résulte d'une association entre un stimulus et une réaction (S→R). Le stimulus représente tout facteur de l'environnement qui déclenche un comportement ou des comportements.

On constate qu'avec Watson et son behaviorisme, la psychologie accède au statut de science et peut non seulement se pratiquer en laboratoire, mais aussi s'énoncer à travers une formule /fonction mathématique (y=f(x)). Cette psychologie du comportement a pour principale méthode le conditionnement tel qu'il a été théorisé par Pavlov (1849-1936). On retient de la psychologie béhavioriste ou du comportement qu'elle a rendu cette discipline scientifique. Toutefois, on constate que le paradigme de Watson semble trop catégorique et réduit l'homme à un automate, à un réceptacle de stimuli. C'est pourquoi une abondante critique a été dirigée contre ce paradigme malgré sa percée théorique.

1.1.2.2. Critique du modèle de Watson : passage du behaviorisme au néo-behaviorisme

Une analyse approfondie du paradigme de Watson dévoile certaines insuffisances. Watson a omis un certain nombre de variables qui pourraient se situer entre le stimulus et la réaction.

La première variable qui est l'organisme permet de soutenir l'idée que la réponse comportementale résultant de l'effet d'un stimulus sur un individu se réfracte à son niveau. Par conséquent, le modèle de Watson (1907) a été reconsidéré par les néo-behavioristes (propagateurs de behaviorisme relativisé) et est devenu S→O→R. Avec S pour stimulus, O pour organisme et R pour réponse (et non plus réaction qui semble automatique). La *seconde* variable est la personnalité qui est une unité comportementale et intègre plusieurs dimensions. Cette personnalité influence toujours le stimulus et conditionne la plupart de nos réponses comportementales.

Par rapport au courant néo-béhavioriste, nous pouvons citer comme auteur Tolman (1946) qui a montré qu'entre le stimulus et la réponse, il existe un ensemble de « variables intermédiaires » qui sont les vrais mobiles du comportement. À côté de Tolman, on peut citer Chomsky qui montre que le comportement peut aussi résulter de la structuration du langage. Il a théorisé, à propos, la grammaire générative. Dans la même logique, Piaget (1961) montre que le stimulus va se réfracter dans une structuration mentale qui vise l'adaptation de l'individu à son milieu. Désormais, le comportement, mieux la conduite, est fonction d'un ensemble de schémas adaptatifs. À ce niveau de l'évolution de notre raisonnement, nous sommes déjà en train d'amorcer une problématique d'une psychologie cognitive qui privilégie la dimension interne ou encore les processus internes à la dimension essentiellement comportementale telle que prônée par Watson et par toute la descendance behavioriste.

1.1.2.3. L'émergence de la psychologie cognitive

La psychologie cognitive est celle qui s'intéresse à l'étude des processus cognitifs qui sont en effet les processus de traitement de l'information et qui vont de la sélection des informations dans l'environnement à leur reproduction en passant par l'interprétation et le stockage. Cadet (1998) parle à propos de SM (système médian) ; ce qui signifie que le stimulus va se réfracter sur ce système médian avant de produire une conduite.

Contrairement à la psychologie du comportement qui considère l'être humain comme un sujet en action, c'est-à-dire, un individu en train de manifester des comportements objectivement observables, comme réponses à des stimuli, eux aussi objectivement observables, la psychologie cognitive considère le même être comme un STI (système de traitement de l'information) dont l'essentiel repose plus sur la saisie des mécanismes de ce traitement que sur les comportements bruts qu'on observerait de l'extérieur.

Ainsi, qu'elle soit comportementale (S→R) ou cognitive (traitement de l'information), la psychologie est une discipline susceptible d'expliquer les attitudes des individus vis-à-vis de la santé. S'il est facile de dire aux gens que pour ne pas être malade, il suffit d'éviter certaines conduites qualifiées de conduites à risque, il faut avouer que le développement de ces conduites dépend d'un grand nombre de facteurs psychologiques qui échappent parfois au contrôle de l'individu. Dans cette optique, la psychologie doit être envisagée comme un instrument d'explication et de conception des stratégies de changement des comportements à risque et de promotion des comportements de sécurité ou de protection à travers les deux principales orientations sus-évoquées.

Par ailleurs, dans les deux formes de psychologie que nous venons d'évoquer (comportement et processus mentaux), la méthode apparaît indispensable, car c'est elle qui nous permet d'aboutir aux résultats valides et de corriger nos impressions qui proviennent le plus souvent de notre subjectivité qui transparaît à travers les préjugés, les stéréotypes et la discrimination. La méthode permet, comme l'a montré Matalon (1993), de voir les problèmes sous un angle nouveau. Les recherches des psychologues modernes s'inscrivent dans cette logique.

1.2. Les méthodes de la psychologie

Dans les investigations en psychologie, les chercheurs emploient une panoplie de méthodes. Mais nous croyons qu'il est possible de résumer toutes les méthodes en usage en psychologie en deux grands groupes : les méthodes dites d'observation (que d'autres appellent méthodes non expérimentales) et les méthodes dites expérimentales. Pour Deconchy (1989), la recherche menée par voie d'observation et la recherche menée par voie d'expérimentation entretiennent entre elles des rapports de fait et de droit. Cette idée montre que les deux méthodes de recherche sont complémentaires.

1.2.1. Les méthodes d'observation

L'observation est l'investigation d'un phénomène naturel. On distingue dans la pratique deux types d'observations :

- l'observation banale ;
- l'observation scientifique.

L'observation banale est celle qui est effectuée par le commun des mortels (l'homme de la rue, le profane, le savant naïf). Elle se caractérise par un manque d'organisation (de systématisation). C'est le cas par exemple d'un individu qui entre en IDE I (Infirmier diplômé d'État première année) et observe les étudiants faire n'importe quoi. Certains dorment, d'autres sont distraits, d'autres encore jacassent et un dernier groupe calomnie de temps en temps certains de leurs camarades ou alors les professeurs.

L'observation scientifique est différente de l'observation banale à cause de certaines caractéristiques. Elle est d'abord originale ; ce qui signifie que le scientifique n'observe pas n'importe quoi. Il s'intéresse uniquement aux faits qui tranchent avec la manière habituelle de faire les choses. C'est par exemple le cas de la prière chez les pentecôtistes qui semble originale : chacun prie à sa manière, au même moment dans une langue que lui seul maîtrise, avec des mouvements accentués ; c'est ce qu'ils appellent eux-mêmes « parler en langue » (glossolalie). Cette manière de faire ou de procéder ne peut que susciter une attention particulière et nécessiter la mise en place d'un canevas d'observation. Ce canevas appelé habituellement grille d'observation révèle la deuxième caractéristique d'une observation scientifique qui est la systématisation. Dire d'une observation qu'elle est systématique revient tout simplement à insinuer qu'elle s'effectue de manière rigoureuse et procède élément par élément. Dans le cas du comportement des étudiants dont on a parlé, le chercheur va systématiser son observation en la réorganisant à travers certaines rubriques. Il peut s'agir du sexe : les hommes d'un côté et les femmes de l'autre. Il peut aussi s'agir de l'âge : les jeunes d'une part et les adultes ou les vieillards d'autre part. On peut aussi y ajouter le statut matrimonial : les mariés d'une part et les non mariés d'autre part. Ces différentes rubriques sont appelées des variables en sciences sociales en général, et en psychologie en particulier. Certains chercheurs préfèrent employer la notion d'observable, c'est-à-dire ce qui peut être observé dans certaines conditions. Ce qui est différent d'une observation, c'est-à-dire ce qui a été observé.

Nous constatons que l'observation semble essentielle dans toute investigation du psychologue qui peut, soit se servir de questionnaires standardisés, soit des tests psychologiques ou encore d'autres instruments théorisés en matière de psychologie clinique. Toutefois, malgré la pertinence des méthodes d'observation en psychologie, certains chercheurs leur reprochent leur caractère subjectif et suggèrent des méthodes dites expérimentales qui, seules, selon eux, permettent d'aboutir aux résultats les plus fiables.

1.2.2. Les méthodes expérimentales

Les méthodes dites « expérimentales » proviennent des sciences de la matière, plus précisément, de la biologie et ont été transposées en psychologie. Cependant, cette transposition a nécessité un certain nombre d'infléchissements par rapport à l'approche originale de Claude Bernard (1963).

Dans le cas précis de la psychologie, la méthode expérimentale se définit comme celle qui consiste à étudier la conduite en termes de relation. Cette étude de la conduite en termes de relation s'effectue généralement dans le cadre d'un laboratoire. C'est ce qui amène à définir de manière simple la psychologie expérimentale comme une psychologie de laboratoire.

Cependant, étudier le comportement en laboratoire n'a pas que des avantages. Cette manière de procéder présente aussi des inconvénients. Comme avantages, la méthode expérimentale permet de contrôler toutes les sources de variations (liées au sujet, liées à l'objet, liées à l'environnement expérimental et à l'expérimentateur) et par ricochet, de maîtriser l'effet des variables parasites qui peuvent à tout moment biaiser les résultats. Pratiquée en laboratoire, l'approche expérimentale présente par contre l'inconvénient de rendre la situation artificielle. Pour rendre l'approche expérimentale moins artificielle, certains chercheurs en psychologie procèdent par des expériences de terrain encore appelées expériences en milieu naturel. L'expérience de terrain (quasi-expérimentation) permet aux chercheurs de travailler en milieu naturel et de mieux contrôler les variables parasites que dans le cadre d'une enquête effectuée en milieu naturel, sans contrôle de variables. La méthode expérimentale s'effectue en quatre phases :

- l'observation ;
- la formulation des hypothèses ;
- la vérification des hypothèses (expérimentation proprement dite) ;
- les résultats.

1) L'observation en tant que première phase de la méthode expérimentale n'est pas très différente de l'observation en tant que méthode de recherche à part entière. C'est pourquoi nous suggérons au lecteur de se référer à ce qu'on a déjà dit lorsqu'on abordait les méthodes dites d'observation. L'importance de la phase d'observation repose sur le fait que c'est elle qui fournit au chercheur les facteurs (éléments) qui lui permettent de formuler ses hypothèses.

2) La formulation des hypothèses

Selon Fraisse (1974), l'hypothèse est la « phase créatrice de la méthode expérimentale ». Celle au cours de laquelle l'expérimentateur suppose l'existence d'une relation entre deux ordres de faits. L'hypothèse se définit comme une tentative de réponse à la question qu'on s'est posée à la fin de l'observation. Robert (1988) distingue d'abord dans une recherche en psychologie l'hypothèse générale, qui est celle qui oriente la recherche et qu'on ne vérifie jamais, des hypothèses de recherche (spécifiques, opérationnelles, secondaires). Les hypothèses de recherche résultent de l'opérationnalisation de l'hypothèse générale et ce sont elles que le chercheur teste à la phase de l'expérimentation.

3) Au niveau de l'expérimentation : le chercheur va mettre en relation les variables afin d'étudier l'effet de l'une sur l'autre. La première variable est la variable indépendante. C'est un facteur qui est la cause du comportement qu'on veut étudier. C'est elle qu'on manipule pour observer son effet sur la seconde variable qui est appelée variable dépendante. Ainsi, la variable dépendante est donc la conduite effective que veut étudier un chercheur. Dans la phase expérimentale, le chercheur applique son protocole expérimental dans les différents groupes qu'il a choisis pour éprouver ses hypothèses et établir les résultats.

4) Au niveau des résultats : le chercheur s'efforce à les traiter de manière rigoureuse. Le traitement des résultats s'effectue à deux principaux niveaux : au niveau descriptif et au niveau inférentiel. À tous ces niveaux, interviendront les statistiques. Le traitement descriptif des résultats consiste à donner leur morphologie, leur organisation à travers des tableaux, des histogrammes et des courbes ou des diagrammes. Il s'agit en effet de donner la structure ou l'allure d'une distribution. Le traitement inférentiel exige d'utiliser les différents tests d'hypothèses en usage (chi2, anova, anafac, analyse des corrélations, analyse des régressions…) pour tirer une conclusion sur les hypothèses (confirmation ou infirmation : généraliser les résultats obtenus sur un échantillon à une population totale…).

Ces deux méthodes utilisées par les psychologues peuvent inspirer les praticiens dans le domaine de la santé à la recherche des informations nécessaires, non seulement pour leurs investigations, mais aussi pour leurs interventions. Un spécialiste de la santé doit pouvoir élaborer des grilles d'observation et d'analyse ainsi que des protocoles expérimentaux pour rechercher des informations pertinentes susceptibles d'améliorer ses interventions cliniques.

À la fin de ce chapitre liminaire, nous pouvons retenir de la psychologie qu'elle est l'étude du comportement, des comportements, des processus mentaux. Elle a accédé au statut de science grâce à la perspicacité et au dévouement de ses précurseurs et pionniers de telle sorte que de nos jours, seuls quelques esprits faiblement éclairés pourraient encore méconnaître sa scientificité. La scientificité de la psychologie est passée par trois principales phases. Une première phase, qui la considère comme l'étude de l'âme, fut moins convaincante de par son objet immatériel (étude du psychisme) et sa méthode subjective, limitative et exclusive (introspection). Tout ceci a justifié le rejet catégorique de la psychologie introspective et orienté la réflexion sur les comportements à la deuxième phase. Dans l'objectif de neutraliser les critiques orientées contre la psychologie comme discipline scientifique, Watson (1913) a créé le behaviorisme qui suggérait de se limiter au comportement objectivement observable causé par un stimulus, lui aussi objectivement observable. Bien que le behaviorisme, avec pour méthode le conditionnement, ait permis l'accession de la psychologie au statut de science au même titre que les autres sciences sociales qui l'ont précédée, il recélait une faiblesse de par son radicalisme qui ne faisait pas de différence entre le comportement de l'homme et celui de l'animal. C'est pourquoi à la troisième phase s'est développé le cognitivisme qui met l'accent sur le traitement de l'information. Cependant, le développement de la psychologie ne s'est pas effectué de la même manière dans tous les pays. Il importe donc de retracer comment il s'est fait dans les principaux pays ayant contribué activement à son institutionnalisation.

Chapitre deuxième

L'établissement et l'institutionnalisation de la psychologie

Les développements qui précèdent montrent que grâce aux réflexions philosophiques et aux travaux des physiciens en passant par ceux des physiologistes, l'étude du comportement a fini par devenir scientifique. Mais, il s'est agi d'un processus lent au cours duquel des hommes éminents ont joué un rôle déterminant et ceci parfois au détriment de leur honneur.

Les problématiques ayant concouru à l'établissement et à l'institutionnalisation de la psychologie scientifique, bien que semblant de prime abord identiques, étaient souvent en relation avec les spécificités géo-politico-culturelles. C'est pour cette raison que nous choisissons de les présenter pays par pays, car comme l'affirment Parrot et Richelle (1998, p.157) « *l'institutionnalisation de la psychologie, quelque qualificatif qu'on lui ajoute, se déroule donc à la charnière des deux siècles. Même si elle correspond à une aspiration identique dans chaque pays, même si elle va aboutir à une homogénéisation des problématiques et gommer les spécificités nationales, elle emprunte des voies et revêt des caractéristiques qui diffèrent avec la situation politique, philosophique, scientifique* ».

L'affirmation qui précède nous oriente à présenter dans ce chapitre, l'établissement et l'institutionnalisation de la psychologie dans les cinq principaux pays où les contributions furent déterminantes à la naissance de cette discipline : l'Allemagne, l'Angleterre, la France, les USA et la Russie.

2.1. La psychologie en Allemagne

Les progrès de la psychologie allemande vont s'appuyer sur les succès de sa physiologie. La psychologie expérimentale est née en Allemagne où viendront se former les psychologues du monde entier pendant près d'un demi-siècle. La domination de la psychologie allemande ne concerne pas seulement son aspect expérimental, elle s'exerce aussi sur le plan de la psychanalyse. Tout commence en principe avec la psychophysique de Fechner (1860) qui a mis en place une loi reliant les accroissements de l'énergie corporelle aux accroissements de l'énergie mentale. Il s'appuiera sur cette loi pour formaliser l'étude de la sensation à travers la formule suivante : S = Log E (la sensation croît comme le logarithme de l'excitation). Cependant, à la suite de la psychophysique, les autres points essentiels de la psychologie allemande sont : la psychophysiologie de Wundt (1879), la phénoménologie et la psychologie de la forme.

2.1.1. La psychophysiologie de Wundt

Le psychophysiologiste Wundt est le père fondateur de la psychologie expérimentale. Il est aussi le principal artisan de l'institutionnalisation de la psychologie en Allemagne. Après avoir opté pour la chaire de philosophie de Leipzig, il y fonda le premier laboratoire de psychologie au monde en 1879. Les premiers travaux de ce laboratoire sont consacrés à la vision, l'audition, le toucher, le goût, le sens du temps, la perception, l'attention, l'association... La création de ce laboratoire a permis la reconnaissance par une communauté des phénomènes mentaux comme objets scientifiques possibles. La faiblesse des travaux de Wundt repose sur l'introspection qu'il utilise comme méthode d'approche.

Pour diffuser les travaux effectués dans son laboratoire, Wundt fonda en 1881 une revue dénommée *Philosophische Studien* qui est devenue en 1903 *Psychologische Studien*. Malgré la garantie de la véracité des résultats de ses travaux, il va se développer en Allemagne un autre point de vue, plus pragmatique et moins soucieux des théorisations : il s'agit de la psychologie phénoménologique et de l'école de Würzburg.

2.1.2. La psychologie phénoménologique et l'école de Würzburg

Face à la « mise en extériorité » progressive de l'objet de la psychologie qui est développée dans le laboratoire de Wundt, va naître en Allemagne une psychologie phénoménologique inspirée par le philosophe Brentano (1838-1917) et qui soutient l'idée que la conscience est relation à un objet, qu'elle est ''acte'', une orientation vers un objet (que Brentano appelle intention). Cette idée veut dire en d'autres termes que « *toute conscience est conscience de quelque chose », par conséquent, étudier la conscience c'est donc constituer une ''phénoménologie'', une science descriptive des phénomènes tels qu'ils apparaissent à la conscience et non se préoccuper de la genèse des phénomènes conscients, de leur origine dans la sensation ou dans l'image* » (Parrot & Richelle, 1998, p. 172).

Après avoir été théologien catholique, Brentano enseigna ensuite à l'école de Würzburg en Autriche. Cette école est née de la réaction de Külpe (1862-1915) contre son maître Wundt. Külpe soutient qu'il est possible d'expérimenter sur les processus supérieurs. Il essaya donc de faire pour la pensée, ce qu'Ebbinghaus fit pour la mémoire. Külpe échoua, mais de cet échec naquit la psychologie du XXe siècle. Les élèves de Brentano, de Külpe et de Stumpf à Berlin vont donner une impulsion nouvelle à leurs travaux en développant la psychologie de la forme.

2.1.3. La psychologie de la forme

Wertheimer, Koffka, Kölher et Lewin (1930) vont donner une orientation nouvelle à la psychologie grâce au développement de la psychologie de la forme qui s'oppose de manière radicale à l'élémentarisme de la vision associationniste traditionnelle. La psychologie de la forme prône la prégnance du tout, de la totalité de la structure sur les parties qui la constituent. Pour les théoriciens de la gestalt-théorie, la forme ne correspond à aucune sensation isolable, elle est une donnée première dans la perception d'un objet, une expérience immédiate qu'il faut décrire sans la décomposer. Les gestaltistes vont par ailleurs formuler les lois d'apparition et de transformation des structures perceptives qu'ils vont appeler les lois de la forme. Elles sont les suivantes :

- la loi de la proximité : les éléments relativement proches sont perçus comme appartenant à la même forme ;

- la loi de la ressemblance : les éléments relativement semblables sont perçus comme appartenant à la même forme ;

- la loi de la continuité : les éléments orientés dans la même direction tendent à s'organiser en une même forme ;

- la loi de la symétrie : les figures qui admettent un ou plusieurs axes de symétrie sont de bonne forme ;

- la loi de la bonne forme : dans toutes les circonstances, tend à se réaliser une bonne forme ;

- la loi du fond et de la forme : le propre d'une forme est de se détacher, de se démarquer sur un fond moins organisé.

On peut retenir de l'établissement et de l'institutionnalisation de la psychologie en Allemagne que ce pays s'est adonné à la psychologie avec la même détermination qu'à la physiologie au vingtième siècle.

L'Allemagne est le berceau de la psychologie expérimentale grâce à la fondation de son premier laboratoire par Wundt à Leipzig en 1879. Dans ce laboratoire de Wundt viendront se former d'éminents psychologues du monde entier. Cette prestigieuse activité intellectuelle sera malheureusement bloquée pendant quelques années par l'instauration du régime nazi qui a entraîné l'exode massif des cerveaux vers d'autres horizons. La situation fut cependant différente en France où l'État semblait intervenir pour accélérer le développement de la psychologie.

2.2. La psychologie en France

En France, la psychologie est issue de la conception selon laquelle, l'action de l'homme doit être guidée par la connaissance relationnelle qui, elle-même, est fondée sur l'observation et l'expérimentation, sur la médecine avec les études, sur la maladie mentale et sur le positivisme d'Auguste Comte. L'essentiel de l'histoire de la psychologie française semble converger vers un seul homme : Ribot, dont le profil correspond au centralisme de l'État français. Les autres principaux propagateurs de la psychologie française furent : Jean-Martin Charcot, Alfred Binet et Henri Piéron (Parrot & Richelle, 1998).

Toute l'histoire de la psychologie française, comme celle des autres sciences sociales, s'est construite autour des idées d'Auguste Comte (1798-1857) qui fut l'initiateur du positivisme. Il a mis en place la première loi de l'évolution : la loi des trois états. Pour lui, « *à chacun des âges de l'intelligence humaine correspond un organisme rationnel de l'ensemble des pratiques sociales dans la pensée* » (*op. cit.* p. 113). Ces périodes sont :

Le premier âge qui correspond à l'âge ancien, aristocratique et féodal : c'est la période théologique de l'intelligence humaine qui prône le droit divin, le droit naturel, la souveraineté des peuples.

Le deuxième âge est celui de l'âge métaphysique, qui est celui de la pensée et de la lumière, dont l'objectif principal doit être de s'attaquer à l'âge théologique, de le détruire systématiquement pour laisser place au développement d'une pensée abstraite fondée sur le droit naturel ou la souveraineté des peuples, et non plus sur le droit divin.

Le troisième âge est celui du droit positif et correspond à l'énoncé des lois où l'on s'abstient des discours métaphysiques sur les causes premières ou les conséquences des phénomènes : « *Il convient désormais de ne plus se demander ce qui est juste, à partir des spéculations sur la volonté de Dieu, ce qui est juste c'est ce qui est énoncé (posé) par des lois* » (*op. cit.*).

2.2.1. Théodule Ribot (1839-1916)

Les travaux de Ribot portent sur la psychologie clinique. Il est l'initiateur de la méthode clinique basée sur l'observation de la vie psychologique et pathologique. Pour lui, la méthode clinique sera efficace si la psychologie se débarrasse de la métaphysique qui est spéculative et de la physiologie qui la réduit à la science expérimentale.

Ribot fut le principal animateur de l'histoire de la psychologie française du vingtième siècle ; une psychologie qui n'échappe pas au vitalisme, résultant de la tradition philosophique. Sous son impulsion à travers les cours dispensés à ses étudiants, ses chaires et les laboratoires ainsi que les revues qu'il anime, la psychologie française ne sera pas matérialiste (comme celle des Russes), mais spiritualiste. Cette situation pourrait bien s'expliquer par deux principales raisons. *Premièrement*, l'idéologie bourgeoise au pouvoir à ce moment ne permet pas la constitution d'une représentation matérialiste de l'individu. *Deuxièmement*, la pensée dualiste dont le Siècle des lumières ne parvient pas à se défaire continue à peser sur la psychologie française. Toutefois, il tentera en vain, à travers ce qu'on a appelé « la crise de la philosophie », de proposer, comme Durkheim (1895), de soustraire les sciences de l'homme de la métaphysique, en se posant contre une philosophie spiritualiste qui n'a rien perdu de sa vigueur. Par conséquent, la psychologie positive va devoir « composer » avec cette tradition philosophique. Cette psychologie, selon Ribot (1879), doit être « *ni matérialiste, ni spiritualiste, mais expérimentale* », elle recourra aux « petits faits », aux observations objectives, à la méthode (toutes choses que Ribot vantera, mais ne réalisera pas lui-même) (Parrot & Richelle, 1998).

2.2.2. Jean-Martin Charcot (1825-1893)

Il est le précurseur de l'École de la Salpêtrièrie dont les recherches sont faites sur la médecine psychiatrique et psychopathologique. Ses travaux portent sur les maladies du système nerveux, notamment sur l'hystérie. Charcot est l'instigateur du phénomène de l'hypnose. C'est pourquoi il est considéré comme le précurseur de la psychanalyse.

Compte tenu du prestige social dont il jouit dans les milieux scientifiques français (il fait partie de la haute société française, soigne les grands du monde, fait des cours remarquables…), Charcot a permis à la psychologie française naissante de concurrencer celle des savants allemands. Le service de la Salpêtrière qu'il gère non seulement reçoit de gros financements, mais aussi attire de nombreux étudiants qui y accourent pour recevoir une formation d'aliéniste.

Malgré son dynamisme et le caractère pertinent de ses recherches, Charcot a eu des détracteurs, notamment Libault et Bernheim, qui travaillent aussi sur l'hystérie et l'hypnose à Nancy. Bernheim, professeur de médecine admiré, a rendu intéressante l'approche de Libault, jusqu'alors considéré par la communauté universitaire comme un charlatan et qui a raillé la thèse des trois stades successifs de l'hypnose soutenue par Charcot (qu'il a qualifiés d'artificiels) et a proclamé que l'hypnose n'est pas un état psychologique propre aux hystériques, mais un état de « suggestibilité ». Autrement dit, pour Bernheim, cet état peut être obtenu sans recourir à l'hypnose. Toutefois, les travaux de Charcot ont survécu et sont classés « *contribution importante à l'histoire de la psychologie française* ». Charcot a d'ailleurs attiré auprès de lui nombre de ceux qui vont faire la psychologie du début du siècle : Alfred Binet, Louis Delboeuf, Joseph Babinsky, Henri Piéron, Vladimir Betcherev, Pierre Janet et autres.

2.2.3. Pierre Janet

Janet a eu un parcours scientifique suffisamment riche. Agrégé de psychologie et normalien, il a intégré facilement les milieux scientifiques grâce au soutien de son oncle Paul Janet, qui était un grand philosophe. Il a exercé tour à tour au Havre comme enseignant de philosophie, à la Salpêtrière comme l'un des assistants de Charcot (1890), au Collège de France d'abord comme assistant de Ribot, puis comme son successeur (jusqu'en 1932).

Janet a partagé la conception de Ribot selon laquelle l'étude clinique des maladies mentales permet d'accéder à la connaissance de la vie mentale normale. Contrairement aux travaux des psychologues américains qui privilégient le comportement, Janet et d'autres chercheurs français de son époque ont préféré plutôt travailler sur la conduite, définie comme l'ensemble des actes d'un individu, des plus simples (mouvements) aux plus complexes (raisonnement) orientés vers un but et chargés de sens. Certes moins objectif que le concept de comportement, le concept de conduite présente l'avantage d'être moins réductionniste et plus englobant. Ce concept de conduite a fait émerger l'idée d'une personnalité et d'un moi sous-jacents. Dans cette approche française qui a été défendue par Janet et les autres, la personnalité était considérée comme le facteur principal de toute activité individuelle, c'est elle qui organise et oriente sa conduite.

Janet a eu de multiples opposants, à l'instar de Freud et des aliénistes. Toutefois, son œuvre peut être considérée comme contribution importante pour la psychologie française, qui ne doit plus se pratiquer uniquement en laboratoire. Ainsi a été mise au point la méthode clinique, dont la démarche consiste à se mettre à l'écoute du sujet et de l'observer au cours de nombreuses séances et ceci de façon approfondie. La méthode que Binet développera dans ses travaux ne s'inscrit pas dans la même logique que celle de ses prédécesseurs (Charcot et Janet).

2.2.4. Alfred Binet

Binet a joué un rôle primordial dans le développement de la psychologie française. Il s'est appuyé à cet effet, d'une part sur sa formation, et d'autre part sur ses multiples contacts. Pour ce qui est de son parcours académique, il a tour à tour fait des études de droit, de philosophie, de sciences naturelles avant de se consacrer à l'étude pratique et expérimentale de l'intelligence.

En ce qui concerne ses contacts humains, il importe de souligner que plusieurs amis et connaissances ont influencé la carrière de Binet. Il eut d'abord Ribot qui lui permit de publier un article dans la *Revue Philosophique* intitulé « La vie psychique des micro-organismes » (1887/1889), et l'encouragea à reprendre ses études. À peu près à la même époque, un de ses amis dont il fait la connaissance au lycée l'introduisit à la Salpêtrière où il a non seulement fait la connaissance de Charcot, mais aussi, a travaillé sur sa thèse des sciences naturelles (« Contribution à l'étude du système nerveux sous intestinal des insectes ») qu'il a soutenue quelques années plus tard. Sa rencontre avec Henry Beaunis (1830-1921) sur un quai de gare lui a permis de travailler avec lui au nouveau Laboratoire de psychophysiologie que ce dernier vient de créer à la Sorbonne ; il en devient d'ailleurs tour à tour directeur adjoint (1894) et directeur quand Beaunis prend sa retraite (1895). Il a créé avec Victor Henri *L'Année psychologique*.

L'essentiel de l'apport de Binet (1905) se concentre sur ses travaux sur l'intelligence. Contrairement à Taine qui conçoit l'intelligence comme « *une collection d'images indépendantes, Binet affirme qu'il faut tenter de la saisir dans son ensemble, sous forme de tendances et de schèmes généraux* » (Parrot & Richelle, 1998 ; p. 165). Après avoir travaillé longtemps avec Victor Henri, Binet a fait ensuite la connaissance de Théodore Simon, médecin à l'auspice des enfants attardés, avec lequel la collaboration a été plus que fructueuse. C'est aussi à la même époque que s'est constituée la carrière de Binet. Il est chargé par le ministère de l'Instruction publique de mettre au point un instrument susceptible de différencier les enfants qui pourraient étudier normalement de ceux qui ne le pourraient pas. Il publie ainsi avec Simon l'**Echelle métrique de l'intelligence** en 1905. Par la suite, il a fondé un laboratoire de psychopédagogie (Rue de la Granges aux Belles, dans une école primaire de Paris) et a publié *Les Idées modernes sur les enfants destinées aux parents et aux adultes*.

L'*Echelle métrique de l'intelligence* a été traduit en plusieurs langues et repris plusieurs fois. Cet ouvrage a été exploité dans le calcul du quotient intellectuel (QI). On a ainsi assisté au début de la psychométrie : mesure par des tests de tout un ensemble très varié d'aptitudes ou de caractéristiques à partir desquelles on a représenté un individu par un profil différent de celui d'un autre. C'est aussi ce même profil qui permet de l'orienter dans des institutions scolaires ou académiques, voire professionnelles.

Binet peut donc être considéré comme une figure importante de la psychologie française. Toutefois, il est nécessaire de souligner que l'essentiel de son œuvre s'est déroulé hors du cadre universitaire. Il postula plusieurs fois en vain aux postes universitaires. Ce fut par exemple le cas lorsqu'il posa sa candidature à la succession de Ribot (1839-1916) au Collège de France, et qu'on choisit plutôt Janet. Ce fut aussi le cas lorsqu'on préféra Dumas à lui pour la succession de Janet (1859-1947).

2.2.5. Henri Piéron

L'aventure psychologique de Piéron a commencé avec le mauvais accueil dont il a été l'objet de la part de Binet lorsqu'il postula pour le Laboratoire de psychologie de la Sorbonne. Par conséquent, il s'est plutôt orienté vers Edouard Toulouse, médecin travaillant à l'Asile de Villejuif et qui y dirige un laboratoire (EPHE) de psychologie expérimentale. Soutenu par son père, lui-même grand mathématicien, pour faire des études de mathématiques, Piéron a préféré au contraire la philosophie. Il a assisté aux cours de Ribot au Collège de France ainsi qu'à ceux de Janet à la Salpêtrière.

Agrégé de philosophie, Piéron enseigne cette discipline pendant un certain temps, mais va par la suite s'intéresser à la physiologie puis à la psychologie. Même s'il ne fait pas les mathématiques comme le voulait son père, Piéron a tout de même bénéficié du réseau d'amis de ce dernier pour faire ses études de physiologie qui ont été sanctionnées par l'obtention d'un doctorat portant sur « le système nerveux intestinal ». Il va par la suite s'intéresser à la psychologie du sommeil en montrant que l'organisme libère des toxines qui entraînent le sommeil.

Grâce au cercle d'amis de son père et à ses propres connaissances, Piéron (1881-1964) a eu une carrière très riche. Il a succédé à Janet au Collège de France, a dirigé

L'Année psychologique pendant plus de cinquante ans et a créé un laboratoire de psychopathologie…

On peut dire que la France a joué un rôle très important pour l'avènement de la psychologie moderne. Malgré des querelles interpersonnelles comme on l'observe habituellement dans les milieux scientifiques soutenus par l'État, les chercheurs français se sont adonnés à la psychologie au même titre que les chercheurs allemands. Nous avons présenté dans notre propos ceux dont la contribution nous a semblé déterminante (Ribot, Charcot, Janet, Binet et Piéron). La situation semble légèrement différente en Angleterre où l'État ne semble pas intervenir directement.

2.3. L'Angleterre

En Angleterre, les recherches en psychologie sont basées sur la théorie de l'évolution des espèces et sur les études concernant l'hérédité et les différences individuelles. Les principaux initiateurs de ces recherches sont Charles Darwin et Francis Galton.

2.3.1. Charles Darwin (1809-1882)

Darwin (1970, 1972) est l'initiateur de la théorie sur l'évolution des espèces. Il a montré qu'il existe une continuité entre les espèces. En effet, l'évolution de l'animal à l'homme n'est pas seulement physique, mais aussi psychologique. Pour lui, l'évolution répond aux trois lois de la sélection naturelle, car les différentes espèces animales et végétales se sont naturellement et progressivement développées à partir de simples éléments. Du point de vue philosophique, Darwin situe l'homme dans la chaîne évolutive et montre que l'esprit et le corps de l'homme sont le résultat d'une évolution historique qui le lie plus à l'animal qu'à Dieu.

2.3.2. Francis Galton (1822-1911)

Galton est l'initiateur de la théorie de l'hérédité et des différences individuelles. Il pense que le génie est héréditaire. C'est ainsi que dans son ouvrage *Hereditary Genius*, il a montré que les hommes éminents ont eu des parents éminents. Galton pense qu'il existe une différence entre les individus ; différence qu'il faut mesurer et étudier dans le but d'améliorer la race humaine. À partir de ce postulat, il fonde une science qu'il appelle *Eugénisme*, et crée un laboratoire où seront étudiées ces différences. De ce fait, il est l'instigateur de la psychologie différentielle.

À ce niveau de notre propos et par rapport à ce qui précède, on peut dire que même si ses chercheurs anglais n'ont pas bénéficié de l'encadrement de l'État comme les chercheurs français, ce pays a joué un rôle déterminant pour la naissance de la psychologie moderne, grâce aux travaux de Darwin et à ceux de Galton. Les Américains n'ont pas assisté à la naissance de la psychologie comme des spectateurs. Ils y ont d'ailleurs contribué de manière active, voire décisive.

2.4. Les États-Unis

Aux États-Unis, les études en psychologie étaient basées sur le pragmatisme et surtout sur la psychologie animale. Parmi les promoteurs de ces conceptions, on peut citer entre autres William James, Edward Thorndike, John Broadus Watson, etc.

2.4.1. William James (1842-1910)

Williams James fut le promoteur du pragmatisme. Ses études étaient axées sur la thèse psychophysiologique de la science selon laquelle il existe des corrélations entre les phénomènes mentaux et les phénomènes physiologiques. Cette conception est vérifiable par la théorie de l'émotion qu'il met en œuvre. La théorie de l'émotion stipule que « les émotions primitives (la peur, la colère) sont des sentiments ressentis à la suite des modifications corporelles, et en sont les conséquences et non les causes ». En 1907, il a publié *Pragmatisme*, ouvrage dans lequel il a analysé le pragmatisme sous un angle instrumental, et a mis en évidence les conséquences pratiques de ce courant de pensée.

2.4.2. Edward Thorndike (1874-1949)

Élève de William James, Thorndike s'est écarté de l'étude de la conscience telle qu'abordée par son maître. Ses travaux ont porté sur la psychologie animale et particulièrement sur l'étude de l'intelligence animale dont la base est l'apprentissage chez la poule et le chien. Il a mis en évidence la procédure suivante : dans des cages qui ne peuvent s'ouvrir qu'avec un mécanisme spécial, il met un animal affamé qui doit apprendre à manipuler ce mécanisme s'il veut manger. Il note le temps que met cet animal pour atteindre son but. Il construit ainsi les premières courbes de l'apprentissage. Après quelques essais, Thorndike (1898) conclut que l'animal apprend à résoudre le problème existant dans la cage en associant la bonne réponse à la stimulation visuelle qui constitue le mécanisme de la porte. Au fil des essais, il se crée des « connexions » qui sont « renforcées » par le désir d'obtenir de la nourriture : c'est la loi de l'exercice ou la loi de l'effet qui constitue la première formulation de la psychologie Stimulus-Réponse (S-R). Les travaux de Thorndike ont subi de multiples critiques. On lui a surtout reproché d'affamer les animaux, et d'être en marge des préoccupations de la psychologie moderne au sein desquelles l'éthique occupe une place essentielle et exige de ne pas faire souffrir les participants, qu'ils soient des humains ou des animaux.

2.4.3. John Broadus Watson (1878-1958)

Au début du XXe siècle, un changement s'est opéré avec Watson qui a fait de la psychologie l'étude du comportement objectivement observable. En effet, après des études sur les animaux (rats), il a constaté que l'animal ne peut pas procéder par la méthode introspective. Il a montré que par le moyen d'une observation objective, il était possible de prévoir et de contrôler les comportements des animaux. Il a par ailleurs montré qu'on pouvait procéder de la même façon chez l'homme. On peut donc caractériser l'attitude de Watson par un rejet catégorique de l'introspection et par l'adoption d'une méthode basée essentiellement sur l'observation.

Ainsi, les travaux de Williams James, Thorndike et Watson ont marqué l'avènement d'une psychologie scientifique aux USA. L'institutionnalisation de la psychologie s'est effectuée de manière spécifique en Russie.

2.5. La Russie

En Russie, les premières études en psychologie ont été orientées dans le domaine de la psychologie animale (Ivan Pavlov) et celui de la psychiatrie (Bechterev).

2.5.1. Ivan Petrovitch Pavlov (1849-1936)

Pavlov est physiologiste et médecin. Ses études sont basées sur la psychologie animale et plus particulièrement sur le chien. Au cours de ses expériences sur les sucs gastriques, il a constaté que le chien salivait quand il voyait de la nourriture et la personne qui la lui apportait. Il s'est consacré ainsi à l'étude du conditionnement psychique de la salivation. À partir d'un ensemble d'expériences, Pavlov (1977) a montré que toutes les réponses d'un organisme aux stimuli sont conditionnées à partir d'une connexion de chaque stimulus avec un réflexe primaire. Le chien salive en entendant arriver celui qui le nourrit parce que le stimulus (bruit des pas) a été associé dans le passé avec la présence de la viande dans la bouche (qui lui a succédé).

2.5.2. Vladimir Bechterev (1857-1927)

Betcherev est psychophysiologiste. Ses travaux étaient orientés vers la médecine psychiatrique. Il a étudié les modifications de la température du corps lors des maladies nerveuses. Pour lui, la psychiatrie doit être étudiée de manière objective. Il crée de ce fait une nouvelle psychologie objective qu'il appelle réflexologie.

En dernière analyse sur la naissance de la psychologie moderne, nous pouvons retenir la complexité de cette discipline qui appréhende le comportement dans sa globalité. La psychologie fut d'abord étudiée de manière abstraite sans attache avec la réalité. Son institutionnalisation à la fin du XIXe siècle témoigne de sa maturité grâce aux travaux effectués par ses pionniers et précurseurs qui étaient pour la plupart des philosophes, des médecins et des physiologistes. La psychologie est devenue aujourd'hui une science expérimentale au même titre que toutes les autres sciences et dispose de nombreuses spécialisations qui contribuent, chacune à son niveau, à affiner son objet.

Chapitre troisième

Quelques grandes spécialisations et domaines d'application de la psychologie

D'après un décompte approximatif de *La Psychological abstract* dans les années 90, environ 40.000 publications (articles et livres) ont été diffusées chaque année. Cette information amène à constater que les domaines d'étude de la psychologie sont tellement vastes qu'il est indispensable, pour quiconque (chercheurs, étudiants et enseignants…) s'y intéresse à un haut niveau, de se spécialiser. Quelles sont donc les principales spécialisations de la psychologie ? Comment se sont-elles constituées ?

Il existe plusieurs classifications des spécialisations de la psychologie, mais nous allons à la suite de notre propos exploiter celle de Lieury (2000), qui nous semble la plus complète, et pour qui « ces spécialisations ne sont pas le fruit du hasard ou d'opportunités, et l'on peut présenter presque tous les grands secteurs de la psychologie et des sciences voisines, si on les suppose déterminés par deux grands axes, soit quatre pôles » (Lieury, 2000, p.9).

3.1. Les spécialisations du premier axe

Les spécialisations du premier axe concernent les faits spécifiquement psychologiques qui s'opérationnalisent à travers les pôles du normal et du pathologique.

3.1.1. Le pôle du normal

Le concept de normal mérite un certain éclairage avant de continuer. Il peut revêtir plusieurs sens (statistique, normal, social, idéal et absence de maladie). Sur le plan statistique, l'homme normal est l'homme moyen, tel que défini par la moyenne ou la tendance centrale de la distribution des données suite à la mesure d'un certain trait dans la population générale. Par rapport à la norme sociale, l'homme normal est celui dont le comportement est conforme au comportement modal. La normalité comme idéal désigne une utopie jamais atteinte dans la réalité, mais qui joue le rôle d'une force d'attraction vers une réalisation toujours meilleure.

Ces différentes conceptions du normal que nous venons de présenter paraissent toutes discutables et pour cela, ne sauraient focaliser l'attention de notre propos, où nous retiendrons surtout la normalité comme absence de maladie, car comme le dit l'OMS, « la santé est un état complet de bien-être physique mental ne consistant pas seulement en une absence de maladie ou d'infirmité ». À l'analyse, on constate qu'un tel état est difficile à atteindre, ce qui rend aussi difficile la détermination du normal ainsi que de ses différentes spécialisations qui sont :

- la psychologie générale ;
- la psychologie différentielle ;
- la psychologie expérimentale ;
- la psychologie cognitive.

3.1.1.1. La psychologie générale

Avant qu'elle ne se subdivise en plusieurs spécialisations, la psychologie fut d'abord générale ; « *historiquement, on appelle psychologie générale le secteur de la psychologie qui étudie l'homme adulte (par opposition à l'enfant) dans son fonctionnement normal (par opposition à la pathologie situation de groupe) et sous l'angle comportemental (par opposition aux aspects physiologiques)* » (Richard, 1998, p.175).

L'analyse de cette affirmation de Richard permet de considérer la psychologie générale comme la branche de cette discipline qui étudie ses aspects fondamentaux. De nos jours, la psychologie générale s'occupe des mécanismes généraux du comportement ; bref, des grandes fonctions psychologiques qui sont : la perception, l'apprentissage, la mémoire, le langage, l'intelligence, la motivation, l'émotion, la personnalité, etc.

À la question de savoir ce qu'est la psychologie générale, Marine et Escribe (1998, p.16) ont répondu à travers les trois points suivants :

1.- La psychologie générale est le tronc commun de la psychologie. À ce propos, elles rejoignent Reuchlin (1981), en définissant la psychologie générale comme ayant pour but la réalisation des synthèses ou des modèles concordants des observations, des résultats produits dans les différents domaines de la psychologie.

2.- La psychologie générale est la construction des lois de la psychologie. La psychologie générale viserait à rechercher ce qui fait que, par-delà leurs différences, au plan psychologique, les êtres humains se ressemblent. Autrement dit, la psychologie générale chercherait à élaborer les connaissances psychologiques vraies de tout individu humain ou non humain quelle que soit son appartenance à une sous-catégorie (Le Ny, 1982, p. 101). Elle consiste en fait à établir les lois générales ou universelles du psychisme.

3.- La psychologie générale peut enfin être entendue comme un domaine d'étude de la psychologie et par conséquent elle a un objet et une méthode. Cependant, malgré le caractère assez englobant de la psychologie générale, on constate que son projet d'étude semble souvent se confondre avec celui de la psychologie différentielle qui la complète.

3.1.1.2. La psychologie différentielle

Les investigations de la psychologie générale restent à la surface et n'entrent pas dans certains détails. Par exemple, la psychologie générale n'aborde pas les spécificités propres à l'homme et à l'animal, encore moins, celles de l'enfant et de l'adulte. Elle doit donc être complétée par la psychologie différentielle. Pour souligner le caractère complémentaire de la psychologie différentielle, Reuchlin (1974) affirme : « *Cependant, le terme de générale n'a en fait qu'un sens générique, car même pour les mécanismes très ressemblants, il existe toujours des différences entre espèces animales, entre l'animal et l'homme, des différences en fonction du développement génétique de l'enfant ou du vieillissement, de sorte que la psychologie différentielle, dont l'objet est l'étude des différences, est le complément naturel de la psychologie générale* ».

La psychologie générale a pour objet la description des comportements caractéristiques des individus suivant leur appartenance à certains groupes, que ces groupes soient « naturels » ou *a priori* : sexe, origine sociale, etc., ou que ces groupes soient définis *a posteriori* comme les classifications typologiques au sein desquelles on regroupe en un même ensemble tous les individus qui se « ressemblent » (Benedeto, 2000). La psychologie différentielle se donne aussi, entre autres objets, d'expliquer l'objet des différences individuelles. Pour ce faire, elle se sert des méthodes spécifiques (méthode des jumeaux, méthode de l'adoption) qui, elles-mêmes, proviennent de la psychologie génétique.

La psychologie différentielle s'est développée grâce aux techniques du courant psychométrique dont Galton fut l'initiateur. Même si on ne prend plus en considération aujourd'hui son idée selon laquelle les caractéristiques héréditaires détermineraient les caractéristiques psychologiques dans l'étude des différences individuelles, les mathématiques et les statistiques qu'il y a introduites continuent d'être exploitées par les chercheurs contemporains. À la suite de Galton, les travaux de Binet, avec la mise au point de l'échelle métrique de l'intelligence ont été très importants pour la psychologie différentielle. Des techniques psychométriques utilisées par la psychologie différentielle manifestent un souci de rigueur et d'objectivité, cheval de bataille de la psychologie expérimentale.

3.1.1.3. La psychologie expérimentale

La psychologie expérimentale est celle qui est fondée sur la méthode expérimentale. On l'appelle encore psychologie de laboratoire. La méthode expérimentale se déroule suivant les quatre phases ci-dessous dont on a déjà parlé lorsqu'on présentait les méthodes de la psychologie :

- l'observation ;
- la formulation des hypothèses ;
- l'expérimentation ;
- la présentation et l'interprétation des résultats.

La méthode expérimentale qui vient des sciences exactes est introduite en psychologie grâce aux travaux de certains chercheurs animés par un souci de rigueur et d'objectivité, plus particulièrement Wundt, qui est considéré comme le père fondateur de la psychologie expérimentale avec la création du tout premier laboratoire de cette discipline à Leipzig en 1879 comme nous l'avons montré en parlant de l'établissement et l'institutionnalisation de la psychologie en Allemagne.

Avec la méthode expérimentale, le principe de la causalité linéaire, si cher à toutes les sciences, et qui postule que les mêmes causes produisent les mêmes effets dans les mêmes conditions, s'applique désormais à la psychologie. Cependant, on constate aujourd'hui que la plupart des domaines de la psychologie utilisent la méthode expérimentale. C'est ce qui amène Lieury (2000, p.17) à dire qu' « *en fonction de l'histoire de la psychologie scientifique, on a vu que l'accent a dû être mis sur la mesure, la rigueur, c'est la raison pour laquelle la psychologie a été qualifiée de psychologie expérimentale, contrairement à la psychologie philosophique ou subjective. Néanmoins, l'attitude expérimentale domine maintenant dans la plupart des secteurs de la psychologie, si bien que le qualificatif d'expérimental ne permet plus guère de spécifier le champ de recherche et qualifie essentiellement les laboratoires... On tend donc par exemple à lui substituer pour l'enseignement universitaire, le concept de psychologie générale et parfois de psychologie cognitive* ». Cependant, la psychologie générale, et par ricochet la psychologie expérimentale, va évoluer, en intégrant de plus en plus les processus cognitifs. Ce qui a fait naître une nouvelle spécialisation de la psychologie appelée psychologie cognitive.

3.1.1.4. La psychologie cognitive

La psychologie cognitive est née de l'opposition entre les théoriciens du béhaviorisme et certains chercheurs, à l'instar de Tolman (1946), qui demandent que dans l'explication du comportement, « *l'on prenne en compte des variables intermédiaires qui correspondent à tout un équipement héréditaire et acquis* ». Il introduit même le concept de '' *Cognitive map* '' pour expliquer les apprentissages. Cette idée suggère qu'on tienne compte de la carte mentale, qui met en évidence la place des dispositions internes dans le déploiement des conduites humaines.

La psychologie cognitive est donc la branche de la psychologie qui étudie la cognition qui selon Le Ny (1982), est un ensemble de connaissances et de croyances dont certaines peuvent être erronées, inadéquates avec leurs liens et, on peut leur adjoindre les représentations correspondantes. Cette définition de Le Ny amène à considérer la psychologie cognitive comme l'étude scientifique des actes, processus de pensées et mécanismes intervenant dans le fonctionnement cognitif qui consiste en l'acquisition, le traitement, la conservation et l'exploitation de l'information tirée de l'environnement par un individu.

Le terme cognition vient du mot latin « *cognito* » et désigne la faculté de connaître. L'adjectif cognitif sert à qualifier tout ce qui contribue à faciliter la connaissance ou ce qui concerne la connaissance elle-même. La psychologie cognitive est donc l'étude des processus par lesquels les informations sur l'environnement sont acquises et utilisées. Elle s'intéresse à l'ensemble des processus qu'un système physique, naturel ou artificiel, peut avoir lors de la construction d'une représentation interne de données externes, ceci à des fins de prise de décision d'action.

Pour Tijus (2001), la psychologie cognitive touche presque à tout *« elle s'applique aux « organismes »ou « êtres vivants organisés »* que sont une personne, un animal ; elle s'applique aussi à une administration ou à une société définie comme un système naturel, et également aux dispositifs techniques ou système artificiel, qu'est par exemple un robot qui prend des décisions à partir des informations externes ou encore un programme informatique qui réalise des opérations.

On constate que les quatre spécialisations de la psychologie ci-dessus présentées, en référence au pôle normal, n'ont pas de frontière étanche entre elles. Elles se complètent et s'influencent mutuellement. Cette situation s'explique par le fait que le normal n'est pas facile à délimiter au même titre que le pathologique.

3.1.2. Le pôle du pathologique

Le pôle du pathologique concerne tous les mécanismes et processus psychologiques anormaux. Comme le normal, la notion d'anormalité est polysémique. Elle peut être abordée sur les plans statistique, professionnel et existentiel. La définition statistique catégorise les comportements rares comme étant anormaux. Ces comportements ne sont pas fréquents chez les individus de la population au sein de laquelle vit le sujet qui les manifeste. La définition professionnelle considère comme étant anormal l'individu que le psychologue ou le psychiatre désigne ainsi. Pour la définition sociale, l'anormalité est fonction de la culture. Les définitions existentialistes enfin mettent *« l'accent sur l'individu et son développement, sur des problèmes individuels et non pas sur des catégories d'individus. En considérant la société comme responsable de la majorité des maux qui arrivent à tout individu, les définitions existentialistes soulignent l'importance d'offrir un environnement adéquat plutôt que de tenter de modifier, de corriger la personne elle-même »* (Ionesco, 1998, p. 63).

Ces différents sens de l'anormalité que nous venons d'évoquer posent un problème sémantique. Par conséquent, nous préférons celle de Buss (1966) pour qui les trois indicateurs de l'anormalité sont : l'inconfort, la bizarrerie et l'inefficacité. Les principales spécialisations du pôle pathologique qui ne sont pas faciles à délimiter comme ce fut aussi le cas pour le normal sont : la psychologie pathologique et clinique et la psychanalyse.

3.1.2.1 La psychopathologie et la psychologie clinique

Pour Lieury (2000, p.17), « *la psychologie pathologie se trouve souvent qualifiée de clinique (de la même manière que la psychologie normale par le qualificatif d'expérimental) par sa méthode clinique, et l'on emploie alors les concepts de pathologie et de clinique : pour l'essentiel, il s'agit de synonymes. En revanche, certaines spécificités particulières prescrivent des positions théoriques spécifiques, le cas le plus typique étant représenté par la psychanalyse...* ». Cette affirmation souligne la difficulté à délimiter les deux domaines. Une difficulté qui est encore accentuée par la diversité des conceptions y afférentes, notamment lorsqu'on compare les vues des auteurs français et anglo-saxons. Mais nous retenons dans la suite de notre propos uniquement l'approche française.

La psychologie française conçoit la psychologie pathologique et la psychologie clinique comme des entités proches, mais distinctes. Piéron (1963) reprend dans son *Vocabulaire de psychologie* la définition de Sivadon selon laquelle la psychologie pathologique est l' « *étude des troubles mentaux tant en ce qui concerne leur description que leur classification, leurs mécanismes et leur évolution* ».

Par rapport à la psychologie clinique, Piéron (*op.cit.*) a repris la définition de Lagache (1949), et a dit qu'elle est la « *science de la conduite humaine, fondée principalement sur l'observation et l'analyse approfondie de cas individuels, aussi bien normaux que pathologiques, et pouvant s'étendre à celle de groupes* ». Cette définition montre que la psychologie clinique « *trouve sa base naturelle dans le domaine de la psychopathologie, tout en le débordant aussi d'une certaine manière* » (Jallet & Lanouziere, 1991).

En dehors de la psychologie pathologique et clinique, se développent d'autres recherches sur le pôle pathologique qu'on est en train d'aborder, soutenant des positions théoriques spécifiques. Il en est par exemple du cas de la psychanalyse.

3.1.2.2 La psychanalyse

Le terme psychanalyse provient de deux mots grecs : pukhé (âme) et analysis (analyse) et se définit comme « *la méthode de traitement des maladies mentales par l'investigation psychanalytique profonde et l'interprétation des conduites (actes, paroles) et des productions d'un sujet, devenues corps du savoir théorique et science de l'inconscient* » (Sillamy, 1999). Pour l'Association internationale de psychanalyse (AIP), cette discipline se rapporte à une théorie de la structure et du fonctionnement de la personnalité, à l'application de cette théorie dans d'autres domaines de la connaissance et enfin, à une technique psychothérapeutique spécifique.

On peut retenir de la psychanalyse qu'elle est une méthode d'analyse de la personnalité et constitue à la fois un instrument de connaissance théorique du psychisme humain et une thérapeutique clinique des troubles d'origine psychique. En tant que connaissance théorique, la psychanalyse est en relation avec la psychologie puisqu'elle permet de réviser le sens des relations de l'homme avec lui-même et avec les autres individus de son milieu ou d'autres milieux.

Nous remarquons que la délimitation des spécialisations du premier axe n'est pas chose aisée. Il nous semble aussi que celle des spécialisations du second axe suive la même logique.

3.2. Les spécialisations du second axe

Les spécialisations du second axe ont pour fondement les deux bases essentielles du comportement que sont le biologique et le social.

3.2.1. Les spécialisations du pôle biologique

Le pôle biologique comprend plusieurs spécialisations : la psychophysiologie, la psychologie animale ou éthologie, la psychologie génétique ou psychologie de développement ou psychologie de l'enfant, la neuropsychologie, la psychologie comparée et la psychopharmacologie...

3.2.1.1. La psychophysiologie

La psychophysiologie est la branche de la psychologie qui a pour objet l'étude de la base biologique du comportement. Il s'agit d'un domaine essentiel, car lorsqu'on se réfère à une conception matérialiste et à la théorie évolutionniste, on constate qu'il ne peut y avoir de mécanisme psychologique sans système nerveux. La connaissance des mécanismes biologiques, comme la perception, est un préalable indispensable à la compréhension de certains aspects de notre fonctionnement psychologique.

La psychophysiologie, fille de la psychophysique et de la physiologie nerveuse, se fonde sur l'idée que l'homme est d'abord et avant tout un être biologique. Par conséquent, toute personne qui veut comprendre son comportement et ses expériences doit tenir compte de la structure et du fonctionnement moteur des organes du corps, aspect essentiel du comportement de tous les organismes au même titre que la vie elle-même.

On peut retenir de la psychophysiologie qu'elle est la discipline qui étudie le comportement à partir des structures du cerveau et des processus du fonctionnement mental. Ainsi, la psychophysiologie s'intéresse surtout au fonctionnement du cerveau, du système nerveux et du système hormonal.

L'objet de la psychophysique présenté brièvement plus haut a permis le renforcement de la conception darwinienne selon laquelle l'homme est avant tout un animal. Cette conception a par ailleurs favorisé le développement d'une nouvelle discipline appelée psychologie animale.

3.2.1.2. La psychologie animale ou éthologique

Pour Vauclair (1998), la psychologie animale émerge au sein de la psychologie expérimentale, avec le dessein principal d'être une psychologie comparative. Plusieurs auteurs partagent l'hypothèse darwinienne d'une continuité phylogénétique entre les espèces.

La naissance de la psychologie animale s'explique par l'existence des mécanismes communs entre les espèces et plus particulièrement entre l'homme et l'animal. Ce constat permet d'envisager l'étude des organismes moins complexes que les humains, en isolant plus clairement les facteurs qui sont en jeu dans le but de tester le caractère général de la fonction isolée. La recherche du caractère général joue pour le psychologue, à peu près le même rôle que celui des préparations isolées chez les physiologistes. En réduisant ainsi la complexité comportementale, l'éthologue permet un repérage précis des lois générales qui gouvernent la vie des animaux humains et non humains. Cette perspective s'illustre facilement dans les recherches portant sur le conditionnement et l'apprentissage. La plupart de ces recherches visent plus à élaborer les mécanismes généraux d'apprentissage qu'à permettre de comprendre comment l'animal (le rat, le pigeon ou le singe) appréhende la situation dans laquelle il se trouve.

Le développement de la psychologie animale se justifie par l'incapacité de la psychologie introspective à fonder une méthode objective. Il s'agit donc d'observer les activités manifestes des organismes des animaux en se détachant, autant que faire se peut, des phénomènes de conscience difficilement accessibles par la méthode expérimentale. C'est pourquoi le zoo-psychologue Watson (1913) recommanda à la suite de ses expériences sur les animaux, d'abandonner l'introspection et de s'intéresser au comportement objectivement observable. L'étude du comportement animal, qui semble plus facile que celle du comportement humain permet d'inférer ce dernier. Le comportement de l'homme est d'abord celui de l'enfant qui s'étudie à travers la psychologie génétique ou du développement, car comme l'avait si bien souligné Worthworth, « *l'enfant est le père de l'homme* ».

3.2.1.3. La psychologie génétique ou psychologie du développement ou psychologie de l'enfant

Dans la plupart des programmes universitaires actuels, les dénominations de psychologie génétique et de psychologie du développement sont synonymes. On préfère de plus en plus la dénomination psychologie du développement pour éviter l'ambiguïté que recèle le qualificatif de « *génétique* ».

Le terme génétique a deux conceptions (biologique et philosophique). La conception biologique fait référence aux gènes et désigne les mécanismes de transmission héréditaire. La conception philosophique trouve son origine dans la *Bible*, livre où est décrite la création du monde. C'est surtout ce sens philosophique qu'on utilise lorsqu'on parle de psychologie génétique. Sans rejeter totalement l'influence des facteurs biologiques, la psychologie génétique analyse le développement en envisageant l'intervention de plusieurs facteurs ainsi que leur interaction.

La psychologie du développement, comme l'indique son nom, étudie le développement de l'homme à travers une démarche qui s'apparente à celle de la psychologie générale. Cette étude du développement est formalisée par celle des grandes fonctions psychologiques (l'intelligence, la mémoire, la perception, l'affectivité...). La psychologie du développement considère l'homme comme un être évolutif, le plus difficile étant de cerner les facteurs et les processus en jeu au cours de cette évolution.

Nous pouvons retenir du pôle biologique que ses spécialisations les plus importantes sont : la psychophysiologie, la psychologie animale et la psychologie de développement. Cependant, il existe d'autres spécialisations plus spécifiques que nous n'avons pas présentées telles que :

- la neuropsychologie ;
- la psychopharmacologie ;
- la psychologie comparée...

Comme le pôle biologique, le pôle social est constitué aussi par un certain nombre de spécialisations.

3.2.2 Les spécialisations du pôle social

Les principales spécialisations du pôle social sont :

- la psychologie sociale ;
- la psychologie industrielle ;
- la psychologie du travail ;
- la psychologie de l'éducation.

3.2.2.1 La psychologie sociale

Pour Castellan (1990), la psychologie sociale est la science qui étudie les relations et les interactions entre un Ego et un Alter en fonction d'un objet (réel, imaginaire ou symbolique). L'homme évolue toujours en situation groupale avec tout ce que cela implique comme influences et interactions entre ce dernier et son milieu d'appartenance. Moscovici (1984) a soutenu l'idée que « *la psychologie sociale est la science des phénomènes d'idéologie (cognitions et représentations sociales) et des phénomènes de communication* ». Cette idée sous-tend que l'individu traite l'information en fonction des normes et valeurs de son milieu social.

Encore appelée psychosociologie, la psychologie sociale se distingue des autres spécialisations de la psychologie par sa spécificité qui fait aussi sa particularité. Le modèle ternaire qui est sa grille de lecture des faits fait interagir le sujet individuel (Ego), le sujet social (Alter : individu ou groupe) et l'objet (phénomène réel, social ou symbolique).

Parce qu'elle se veut un instrument de compréhension et d'amélioration du fonctionnement social, la psychologie sociale, par son modèle ternaire, met un accent sur les conditions interpersonnelles, situationnelles et socioculturelles de l'émergence des comportements en groupe. Des conditions qui jouent un rôle très important pour la plupart des domaines de la psychologie appliquée, à l'instar de la psychologie industrielle.

3.2.2.2. La psychologie industrielle

Importante branche de la psychologie appliquée, la psychologie industrielle est la psychologie qui s'intéresse aux problèmes humains au sein de l'industrie ou de l'organisation et qui a pour but d'améliorer la production en diminuant la fatigue du travailleur tout en contribuant à son bien-être intégral. Ainsi, partie des problèmes de sélection à ses débuts, la psychologie industrielle se veut totalisante dans l'approche des problèmes de recrutement, d'affectation, d'analyse et d'évaluation du travail au sein de l'industrie dans tous les domaines. On parle d'ailleurs de plus en plus de psychologie du travail et des organisations. La psychologie du travail, bien qu'étant constamment sollicitée pour les problèmes organisationnels au sein d'une entreprise, s'occupe prioritairement du comportement de l'homme au travail.

3.2.2.3. La psychologie du travail

La psychologie du travail se confond facilement avec la psychologie industrielle ou la psychologie des organisations comme nous venons de le mentionner. Mais, il faut retenir tout de même que la psychologie du travail se veut l'étude des aspects psychologiques relatifs au monde du travail. Ces aspects psychologiques peuvent être étudiés dans le cadre du fonctionnalisme avec notamment l'OST (Organisation scientifique du travail : Taylor) où un effort est fait non seulement pour rationaliser les tâches, mais aussi pour éliminer les gestes inutiles, et partant la « flânerie du travailleur ». Il s'agit concrètement d'attribuer des tâches selon les compétences et non selon les affinités ou les sentiments. Le fonctionnalisme nécessite aussi de bien motiver les travailleurs afin d'améliorer leur rendement.

Les quelques éléments que nous venons de mettre en évidence en évoquant l'esprit expérimental introduit dans le monde industriel à travers l'OST soutiennent l'idée que ce monde industriel est fondé sur des mécanismes psychologiques dont la maîtrise justifie les différentes théorisations en psychologie industrielle. Une certaine théorisation en psychologie s'intéresse aussi au domaine de l'éducation.

3.2.2.4. La psychologie de l'éducation

Si tant est vrai que l'éducation reste un art visant le développement des dispositions morales, intellectuelles et physiques de l'individu par des modèles précis d'apprentissage afin de permettre le développement harmonieux de celui-ci dans son milieu, il faut à la base savoir sous quel angle placer l'individu qui doit apprendre en termes de besoins et de lois relatives à son développement moral et intellectuel. La psychologie de l'éducation est l'étude des conduites humaines et des processus déduits et induits par l'action pédagogique et développe des stratégies d'insertion dans les systèmes éducatifs et scolaires.

À la fin de ce chapitre portant sur le panorama des spécialisations de la psychologie, il apparaît qu'étudier le comportement ou la conduite humaine n'est pas chose aisée. Par-dessus tout, le psychisme demeure une entité complexe, mieux, "une lumière qui projette des ombres" et pour cette raison, l'on ne devrait pas se borner sur un seul axe pour l'étudier dans sa totalité, de peur de tomber dans le dogmatisme et le réductionnisme. D'où la nécessité de prendre la multitude de branches de la psychologie non pas comme des solutions définitives, circonscrivant la saisie effective d'un aspect relatif au comportement humain, mais plutôt comme des aiguillons permettant d'expliquer et de comprendre le comportement et la conduite dans une situation donnée. Ce comportement, qui se déploie dans les différentes situations d'interactions sociales, est pour une large part influencé par le processus de développement de l'individu.

Chapitre quatrième

Le développement des différents aspects de l'individu considéré comme système sujet

Après avoir posé les bases de la psychologie scientifique, nous allons dans le présent chapitre montrer comment la psychologie pourrait constituer un instrument essentiel dans le travail des personnels de santé. La compréhension de ce rôle de la psychologie passe par la maîtrise des dimensions affective, psychomotrice, intellectuelle et sociale de l'homme, car le personnel soignant doit prendre en considération l'évolution du patient à travers les différents types de dimensions auxquels nous venons de faire allusion. Certaines affections ne peuvent se comprendre aisément qu'en référence à chacune d'elles. En plus, la sensibilisation pour des comportements de protection doit s'y appuyer.

4.1. Les aspects affectifs de la conduite humaine

Un bon nombre de recherches en psychologie établit que nos comportements dépendent de nos désirs et de nos sentiments qui sont toujours en relation de près ou de loin avec notre environnement : ce sont les facteurs affectifs. L'affectivité est au centre des préoccupations de certains chercheurs en psychologie : Sigmund Freud (1920), Anna Freud (1937, 1956), Mélanie Klein (1946)… Dans le cadre de ce travail, nous allons juste exposer quelques éléments de la théorie freudienne de l'affectivité considérée comme contribution classique. De manière synthétique, la conception freudienne de l'affectivité peut transparaître de ses deux topiques. Dans la première topique, Freud parle de l'Inconscient, du Préconscient et du Conscient. Alors que dans la seconde topique, il parle du Ça, du Moi et du Surmoi. Le Moi représente l'individu que je suis dans toutes les dimensions. Le Ça est le siège de tous les désirs et fonctionne suivant le principe du plaisir. Le Surmoi est la censure mentale qui a pour but d'amener le Moi à respecter le principe de réalité ou la loi morale établie, c'est-à-dire les normes de la société.

Les exigences pulsionnelles du Ça et la rigueur du Surmoi font parfois du Moi une « *pauvre chose* ». Selon certains psychologues, le fonctionnement de l'appareil psychique, tel que décrit par Freud (1917), dépend aussi pour une large part des stades du développement libidinal communément appelés stades du développement affectif. Ces stades du développement libidinal reprennent d'une manière ou d'une autre les principales étapes de la construction de la personnalité. En principe, cette personnalité se construit à partir de la naissance jusqu'à la puberté. Le caractère qui est une manifestation concrète de la personnalité est le reflet des différentes fixations acquises lors des étapes du développement affectif. Dans le cadre de cette réflexion, nous allons particulièrement insister sur les stades prégénitaux qui conditionnent la future vie génitale de l'individu. Les principaux stades du développement affectif sont : le stade oral, le stade anal, le stade phallique, le stade de latence et le stade de génitalité.

4.1.1 Le stade oral ou buccal (0-1 an)

Ce stade couvre la première année de la vie et se caractérise par une activité buccale dynamique. La bouche, mieux toute la paroi buccale, constitue la première zone érogène utilisée par l'enfant. Tout ce qui y entre procure un réel plaisir. Ce constat montre que l'enfant ne tête pas uniquement parce qu'il a faim, il tête aussi parce que le contact entre le sein et sa paroi buccale lui procure un grand plaisir. D'ailleurs, tous les autres éléments de l'univers qui l'entoure semblent procurer un effet similaire lorsqu'ils sont introduits dans sa bouche. Peu à peu, l'enfant pourra agir sur son environnement à partir de sa bouche : il peut par exemple attaquer en mordant. Il devient sadique ou encore il peut prendre des choses avec douceur. C'est dans ce second cas que le plaisir est partagé entre la mère et l'enfant. Alors que dans le premier cas, la relation semble plutôt conflictuelle. Cette relation conflictuelle entre le bébé et son entourage donnera une signification au sevrage qui est toujours traumatisant pour l'enfant. S'il est précoce, il ne permet pas encore à l'enfant d'intégrer certaines valeurs et peut aussi être interprété comme la conséquence de son agressivité sur le monde extérieur. S'il est par conséquent tardif, il peut entraîner un laisser-aller généralisé et parfois une certaine fixation buccale. Lorsque les choses se passent normalement, l'enfant doit passer du stade buccal au stade anal.

4.1.2 Le stade anal (2 – 3 ans)

Le dynamisme pulsionnel constaté au niveau buccal se déplace à la deuxième phase de l'évolution de l'enfant au niveau de l'anus qui devient l'objet pulsionnel et le lieu de prédilection du plaisir de l'enfant. Contrairement à l'attitude qu'il a développée au premier niveau en agissant sur le monde extérieur à partir de sa bouche, au niveau anal, il le fait par le biais de son orifice anal et par conséquent, il peut gérer intentionnellement l'activité de défécation. Faire des selles donne à penser dans certaines circonstances à une gratification que l'enfant fait à ses parents. Au niveau essentiellement pratique, Abraham (1909) a distingué un stade anal sadique d'un stade anal masochique. Au niveau essentiellement caractériel, il existe un caractère anal retenu et un caractère relâché. Les individus ayant développé un caractère anal retenu sont ceux chez qui on remarque une manie de l'ordre (versant positif). Par contre, les individus ayant développé un caractère anal relâché se caractérisent par un désordre indescriptible (tendance négative) et un désir à tout distribuer (tendance positive). Une fois de plus, lorsque les choses se passent normalement, une transition doit s'effectuer du stade anal au stade phallique.

4.1.3. Le stade phallique (3 – 7 ans)

Le stade phallique semble le plus riche dans la construction de la personnalité de l'individu. Il commence par l'érotisme précoce qui consiste pour le jeune enfant à jouer avec son organe génital. Le fait de jouer avec son organe génital se justifie par le plaisir que produit celui-ci (zone érogène primaire renforcée). De cet érotisme précoce, découlera la découverte de la différenciation sexuelle chez l'enfant. Cependant, la découverte de la différenciation sexuelle entraîne une certaine forme d'angoisse chez le petit garçon et chez la petite fille. La petite fille constate qu'elle est dépourvue de pénis et mettra en œuvre des mécanismes compensateurs pour conquérir ce dernier ou tout au moins assumer son manque. Le petit garçon est fier de disposer d'un pénis synonyme de puissance (le phallus) ; mais il a peur de le perdre à tout moment. C'est cette angoisse qu'on retrouve à la fois chez le garçon et chez la fille qu'on appelle le complexe de castration. Complexe qui est d'ailleurs à l'origine d'un autre complexe très célèbre appelé complexe d'Œdipe.

Selon la mythologie grecque, Œdipe roi de Sophocle, avait tué son père et épousé sa mère. Transposé en psychologie, le complexe d'Œdipe désigne la haine de l'enfant vis-à-vis du parent de même sexe et son attirance vis-à-vis du parent de l'autre sexe. Autrement dit, le petit garçon, par exemple, a de l'attirance pour sa maman et de la répulsion pour son papa alors que la petite fille a de l'attirance pour son papa et de la haine pour sa maman. Le conflit qui est provoqué au sein de la famille par le complexe d'Œdipe est souvent résolu par le mécanisme de l'identification. L'identification consiste pour l'enfant à ne plus entrer en conflit ouvert avec le parent de même sexe, mais à l'imiter afin de devenir comme lui et de choisir un partenaire sexuel semblable au parent de sexe opposé.

À la fin de ce processus d'identification qui stabilise l'enfant, ce dernier entre dans une autre phase de son évolution assez douce : c'est la période de latence. Au cours de cette période de latence, le dynamisme pulsionnel ayant entraîné un grand nombre d'attributions sexuelles se neutralise et permet à l'enfant de s'adonner à autre chose. C'est souvent la période du développement scolaire. Ce calme apparent qu'on constate au niveau de la période de latence est encore mis à l'épreuve au niveau de la période de la puberté où l'enfant dispose désormais des moyens physiques et psychologiques permettant de vivre directement sa sexualité, voire d'accomplir l'acte sexuel, mieux l'accouplement.

Comme on le voit, la sphère affective joue un rôle important dans la construction de la personnalité de l'individu. Freud (1937) est allé jusqu'à dire que tout ce qu'on fait dans notre vie découle de notre sexualité. Ce point de vue lui a valu de multiples critiques. C'est pourquoi certains chercheurs, par contre, accordent plus d'importance à la sphère cognitive.

4.2. Le développement cognitif

Contrairement à Freud qui aborde l'étude de l'homme à partir du développement affectif, Piaget (1936) préfère parler du développement cognitif ou du développement de l'intelligence. L'originalité de l'approche piagétienne est qu'elle aborde la construction de la personnalité dans le cadre d'une interaction permanente entre le sujet et le monde extérieur. Cette interaction permet d'appréhender le développement de l'enfant comme une « équilibration continuelle et progressive » (Golse, 2001). Deux processus psychiques sont essentiels dans l'approche piagétienne du développement de l'intelligence : l'assimilation et l'accommodation.

Pour Piaget (1936), l'intelligence vise l'adaptation de l'organisme à son milieu. Cette adaptation résulte d'un équilibre entre l'organisme et les conditions du milieu. Il s'agit en fait d'un équilibre entre l'assimilation et l'accommodation. Pour faire une brève synthèse de l'approche piagétienne de l'intelligence, nous allons aborder dans un premier temps les structures de l'intelligence et dans un second temps les stades de développement cognitif tels que Piaget les a théorisés.

4.2.1. Piaget et les structures de l'intelligence

Chez Piaget (1936), la psychologie est considérée comme un instrument chargé d'élaborer une épistémologie génétique. C'est cette épistémologie qui sera développée dans sa théorie générale de l'intelligence, dont les trois points essentiels sont : la nature biologique de l'intelligence, ses structures et ses processus de construction.

Les processus psychologiques de l'intelligence font de cette fonction psychologique un élément d'adaptation supérieure à l'adaptation biologique. Toutes les conduites d'un individu, qu'elles soient sensori-motrices ou mentales, visent son adaptation à son milieu. Pour Piaget (1936), selon une terminologie qu'il a empruntée à la biologie, on peut expliquer l'adaptation au milieu par deux processus psychiques : *l'assimilation* et *l'accommodation* qu'on a déjà évoquées plus haut. L'assimilation désigne une action du sujet sur le milieu : « *De même que l'organisme se nourrit de données d'entrées (aliments) en les transformant en substances assimilables au moyen des sucs gastriques, la vie psychique comporte une activité d'incorporation et de transformation des informations venant du milieu* » (Mariné & Escribe, 1998, p. 117). L'accommodation est par contre la modification de l'organisme ou du système cognitif dans le but d'élaborer de nouveaux moyens d'assimilation. Ainsi, l'adaptation peut être définie comme la réalisation d'un équilibre entre l'accommodation et l'assimilation dans les échanges sujet-objet. En référence à l'approche biologique, l'intelligence peut être considérée comme une activité de l'organisme qui, au travers de ses interactions avec le milieu, parvient à élaborer des instruments de connaissance –des opérations logiques– assurant l'état d'équilibre le plus poussé.

Dans son processus d'évolution, l'individu développe des stratégies de plus en plus élaborées pour améliorer ses échanges avec le milieu. On peut en l'occurrence prendre quelques exemples de conduites réalisées par un enfant à plusieurs années d'intervalle (décrites dans la théorie de l'intelligence de Piaget) : 1)- Bébé, il parvient à saisir des objets divers (la main d'un adulte par exemple) plus ou moins éloignés, à les porter à la bouche et à les sucer gloutonnement ; 2)- Plus tard, vers 7-8 ans, lorsqu'on transforme une boulette de pâte à modeler en un boudin allongé ou qu'on verse la même quantité de liquide dans un autre verre plus étroit, il en viendra à reconnaître qu'en dépit de ces manipulations, la quantité de matière s'est conservée. Pour Piaget, les conduites du jeune enfant que nous venons de décrire sont organisées par des schèmes de coordination de type sensori-moteur. Tandis que la pensée de l'enfant plus âgé (exemplifiée par les activités de conservation) concerne les actions intériorisées et composables, c'est-à-dire des opérations intellectuelles portant sur des objets ou des concepts.

Ainsi, les schèmes ou les opérations peuvent être assimilés à des instruments de l'adaptation psychologique qui permettent la compréhension en acte et en pensée des propriétés du réel. Piaget précise à cet effet que « *connaître un objet ou un événement, c'est les utiliser en les assimilant à des schèmes de l'action* » (1967, p. 22). Il s'agit en d'autres termes de « *ce qui dans l'action, est transposable, inférable, généralisable ou différenciable d'une situation à l'autre, autrement dit ce qu'il y a de commun aux diverses répétitions ou applications de la même action* » (Piaget, *op.cit.* p.23). On voit donc ici que chez Piaget, l'intelligence se structure pour permettre à l'homme de s'adapter aux structures de l'environnement. Cette intelligence se développe, selon Piaget, suivant un ensemble de stades successifs.

4.2.2. Les étapes du développement intellectuel

Pour Piaget, l'intelligence de l'enfant se structure suivant trois principales étapes successives : l'intelligence sensori-motrice, la période des opérations concrètes et la période des opérations formelles.

4.2.2.1. L'intelligence sensori-motrice ou stade (intelligence) préopératoire (de la naissance à 2 ans)

La principale caractéristique de l'intelligence sensori-motrice est qu'elle est sans pensée ou sans représentation, sans concept. C'est une intelligence qui est directement portée sur les objets, les personnes et les situations, et son instrument est la perception. Elle est donc essentiellement pratique (par exemple, atteindre les objets éloignés, cachés…) et fait intervenir la perception, les attitudes (le tonus) et le mouvement sans évocation symbolique (faute de langage).

4.2.2.2 La période des opérations concrètes ou stade (intelligence) opératoire concret (2 à 11/12 ans)

Contrairement à ce qu'on a constaté au premier stade du développement de l'intelligence chez l'enfant, à la période des opérations concrètes, se développe une intelligence représentative. Pendant ce stade, l'enfant va progressivement acquérir la capacité de reconstruire l'objet, l'espace, la causalité et le temps, non plus sur le plan pratique, mais sur le plan de la représentation. Cette activité de la représentation va se perfectionner au niveau de la troisième période du développement de l'intelligence appelée stade des opérations formelles.

4.2.2.3 La période des opérations formelles ou stade (intelligence) opératoire formel(le) (11/12 à 16 ans)

Durant cette période, l'intelligence de l'enfant parvient à résoudre les opérations formelles qui sont de plus en plus élaborées et se détachent du concret. L'enfant peut désormais raisonner sur l'abstrait. On assiste ici à l'apparition de la pensée formelle et du raisonnement hypothético-déductif :

la pensée formelle : elle opère sur un matériel symbolique, sur des systèmes de signes conventionnels tels que le langage et le symbolisme mathématique, expression des idées et des représentations ;

- *le raisonnement formel* : il procède par hypothèse et par déduction. Il est appelé hypothético-déductif, car il est capable de déduire des conclusions à tirer des pures hypothèses et non pas seulement d'une hypothèse réelle et concrète (Golse, 2001).

Le développement affectif et le développement cognitif montrent que la personnalité d'un individu se construit par les affects et les facteurs cognitifs qui corrèlent entre eux et facilitent sa compréhension. Cette compréhension intègre aussi la dimension sociale de l'individu.

4.3. Le développement social

Des travaux effectués sur le développement social de l'individu montrent que ce dernier est plongé dans un tissu social constitué des normes et des règles qu'il doit respecter dans son processus de socialisation. Au cours du développement social, l'enfant doit s'efforcer de s'intégrer dans son milieu. Une évocation du développement social, même si elle est brève, doit tenir compte des aspects de la socialisation, des mécanismes de socialisation et des agents de développement social.

Selon Rocher (1992), le processus de socialisation de l'enfant passe par trois principaux aspects : l'acquisition de la culture, l'intégration de la culture à la personnalité et l'adaptation à l'environnement social. Par l'acquisition de la culture, l'enfant intériorise les éléments culturels de sa société d'insertion. Cette dernière fait désormais partie de la personnalité et semble influencer la plupart des actes qu'il pose. Ainsi, l'intégration culturelle de l'enfant explique la plupart de ses comportements ou conduites. L'intégration de la culture à la personnalité consiste pour l'enfant à incorporer son héritage culturel à ses habitudes, à son comportement, voire à sa conduite. L'adaptation au milieu par contre consiste pour l'enfant à ajuster à son milieu de vie le comportement intégré, à s'accommoder, selon un concept théorisé par Piaget dans sa théorie du développement cognitif dont on a parlé. Tout ceci est la preuve que la socialisation d'un individu est fondée sur un certain nombre de mécanismes.

Deux principaux mécanismes participent à la socialisation de l'individu : la motivation sociale et l'apprentissage social. La motivation sociale est un sentiment, un désir de faire partie d'un groupe social et d'entretenir des relations avec les autres membres de ce groupe social. Ce sentiment amène l'individu en général, et l'enfant en particulier, à se considérer comme un être semblable aux autres membres de son groupe d'appartenance et qui par conséquent doit éviter les conduites condamnées par ce dernier (groupe d'appartenance). Il s'agit là d'une manière d'être en accord avec ce que Durkheim (1895) désigne par l'expression de « conscience collective ». L'apprentissage social est l'acquisition d'un nouveau comportement à la suite d'un entraînement progressif (Sillamy, 1989). Cette idée combine à la fois le rôle de la motivation et de l'apprentissage dans toute conduite sociale. C'est l'apprentissage social qui se manifeste le plus souvent par l'imitation qui permet à un individu de développer ses habiletés sociocognitives. C'est ce que Bandura (2003) traduit dans ses travaux sur l'apprentissage vicariant qui consiste pour l'enfant à imiter un modèle qui peut être ses pairs ou ses parents. Ainsi, tout apprentissage social est influencé par les agents de socialisation.

Dans une réflexion psycho-écologique, on observe que la socialisation de l'individu s'effectue généralement au niveau de la famille et au niveau de l'école. Au niveau de la famille, l'enfant bénéficie de l'éducation de ses parents et de ses aînés afin de construire une personnalité conforme aux attentes de son milieu. Cet apprentissage social commence lors de la relation mère-enfant qui, selon Spitz (1946, 1966), est une relation objectale. Cette éducation sociale de l'enfant se poursuit à l'école par l'entremise des leçons de morale, d'instruction civique ou alors par l'imitation de ses égaux et de ses amis.

Nous venons de décrire l'être humain comme un système de traitement de l'information, c'est-à-dire comme un individu qui filtre l'information qu'il reçoit de son environnement à partir de sa personnalité qui, elle-même, a mis en place des filtres cognitifs. Ce filtrage de l'information a nécessité le développement de ses principales sphères : affective, cognitive et sociale. Cependant, nous n'avons pas encore évoqué la sphère psychomotrice qui semble aussi jouer un rôle essentiel pour le développement de l'individu. Ne pas en dire quelques mots laisserait un vide dans la compréhension du développement de l'individu et la prise en compte des facteurs y afférents dans sa prise en charge.

4.4. Le développement psychomoteur

La psychomotricité joue un rôle important dans la construction de la personnalité d'un individu. Elle désigne l'intégration de l'interaction de l'éducation et de la maturation des coordinations et des conjugaisons des fonctions motrices et psychiques, non seulement en ce qui concerne les expressions observables, mais aussi en ce qui les détermine et les accompagne. C'est au cours du développement psychomoteur que l'enfant entre en contact avec son milieu. Ce contact avec son milieu favorise le développement de ses différentes sphères déjà évoquées (affectives, cognitives et sociales). Le développement psychomoteur est fondé sur quatre principaux facteurs : l'hérédité, le milieu, l'exercice et la maturation. Le développement psychomoteur joue plusieurs fonctions et se déroule en plusieurs étapes : l'enfant à l'âge de la déambulation et du langage, le développement psychomoteur de l'enfant à l'âge préscolaire et le développement psychomoteur à l'âge scolaire.

4.4.1. Le développement psychomoteur à l'âge de la déambulation (1 à 3 ans)

Le développement psychomoteur est surtout conçu comme toute activité motrice résultant de l'interaction entre la maturation psychophysiologique et l'apprentissage. Les progrès moteurs réalisés par l'enfant au stade de la déambulation lui permettent d'explorer son milieu environnemental selon trois espaces : l'espace buccal, l'espace proche, l'espace locomoteur. Ainsi, le développement psychomoteur permet une meilleure connaissance du monde extérieur. Plusieurs étapes de la psychomotricité permettent à l'enfant de conquérir son espace : la reptation (creepting) ou propulsion quadrupédique, le cabotage (se mettre debout en s'appuyant continuellement sur les meubles), la marche verticale (8-9 mois) : marche digitale, trotter (18 mois), sautiller, pivoter, changer de direction, monter (2 ans ½) et descendre (3 ans) les escaliers. Il existe aussi la psycho-motricité faciale (le regard, le sourire, les différentes phonations, l'expression graphique…) qui permet à l'enfant d'entrer en contact avec son milieu. Ce développement va se renforcer au cours du stade suivant (âge préscolaire).

4.4.2. Le développement psychomoteur à l'âge préscolaire (3 à 6 ans)

À ce deuxième stade du développement de la psychomotricité, l'enfant s'intéresse, d'une part aux activités motrices et aux jeux, et à la locomotion indépendante d'autre part.

En ce qui concerne le développement des activités motrices et du jeu, on constate qu'à partir de 3 ans l'enfant acquiert la capacité de se déplacer rapidement. Sa maturation psychophysiologique permet non seulement la vitesse, mais aussi la force et la coordination des mouvements. Toutes choses qui l'amènent à explorer plus efficacement son environnement.

Les jeux de l'enfant sont des jeux fonctionnels et non des jeux de construction à ce stade. Il peut par exemple lancer les cubes dans tous les sens au lieu de construire une maison telle qu'on l'observe lors des jeux de construction. Il se livre aussi à des jeux de fiction comme jouer au médecin. Il s'agit du développement d'un mécanisme très important chez l'enfant : l'imitation. On observe aussi chez l'enfant de cette période, une pratique des jeux de réception. Ces jeux sont manifestes lorsque l'enfant écoute une histoire qu'on lui raconte ou regarde la télévision.

Les activités de locomotion de l'enfant à ce stade l'amènent, à travers la préhension, à corriger et à coordonner ses mouvements. En effet, le contact du sol avec le pied suscite des sensations tactiles et kinesthésiques qui amènent l'enfant à corriger sa posture et à préparer le mouvement suivant. Ainsi, l'enfant acquiert progressivement l'automatisation.

En ce qui concerne la locomotion indépendante, on constate que de 3 à 6 ans, au cours de ses différentes activités, l'enfant parvient à découvrir et à connaître son propre corps et à le différencier de l'espace. Cette connaissance et cette découverte contribuent de manière notable à la représentation de soi et à la perception de soi comme individu. C'est ce que Wallon (1989) désigne sous le vocable de stade du personnalisme. À la même période, se développe la connaissance de son schéma corporel grâce au développement de la conscience de la sensibilité, de l'espace et des réactions d'autrui (nous y reviendrons).

4.4.3. Le développement psychomoteur de l'enfant à l'âge scolaire (de 6 ans à la puberté)

De 6 à 12 ans, on note chez l'enfant de grands progrès au niveau moteur. Ces progrès se réalisent dans une certaine complémentarité. Plusieurs capacités sont déjà notables telles que l'augmentation de la coordination des mouvements (maîtrise de l'écriture, manipulation des outils tels que les ciseaux, sport de compétition, gymnastique, danse…) ; l'accroissement de la force (goût pour les jeux violents) ; le développement très remarquable de l'endurance et de la précision qui se manifestent dans les sports de compétition.

Au cours de cette période scolaire, la vie en groupe occupe de plus en plus une place importante dans l'activité de l'enfant. Les différents groupes au sein desquels évolue l'enfant développent chez lui le sentiment d'appartenance catégorielle. Par exemple, au niveau sexuel, les garçons se mettent en petites bandes pour se différencier des filles. Ils se constituent le plus souvent de petits « groupes de rivaux ». Les enfants de cet âge mettent aussi en évidence leurs performances différentielles au cours des activités sportives telles que la course, le saut en longueur, le saut en hauteur, le lancer. Les différences sexuelles sont aussi manifestes pendant cette période et sont renforcées par les facteurs tels que l'évolution fonctionnelle, la maturation, l'exercice, l'éducation et surtout les pratiques culturelles.

Contrairement à l'hyperactivité qui caractérisait l'enfant à 6 ans, à partir de 7 ans, on constate qu'il est moins vivant, mais plus concentré. Il peut reprendre la même activité plusieurs fois afin de pouvoir la réussir. Il est aussi désormais moins instinctif et apprend à inhiber certains actes. Il peut ainsi différer certains actes à courte échéance (peut attendre dans les jeux de cache-cache ou alors faire des feintes dans des sports de compétition) ou à longue échéance (« Demain à 9 h 00, j'irai chez mon ami Pierre »).

À cette période, se développe aussi au niveau du graphisme, ce que Wildloecher (1998) désigne par le vocable de réalisme intellectuel. D'après lui, l'enfant use des schèmes graphiques dont il dispose dans le but de signifier la réalité extérieure. On pourrait ainsi supposer que l'enfant, instruit de son pouvoir de représenter, s'efforce d'en rendre plus fidèlement l'apparence visuelle. Au contraire, l'enfant ne garde de cette apparence visuelle que ce qui permet la reconnaissance de l'objet.

Les trois principales étapes du développement psychomoteur de l'enfant illustrent nettement les efforts qu'il fait pour entrer en contact avec son milieu afin de pouvoir agir sur ce dernier.

À la fin de ce chapitre quatrième concernant les différentes sphères de développement de l'individu, on peut dire que les quelques éléments théoriques qui y sont succinctement développés pour acclimater la base d'une réflexion sur la prise en charge psychosociale des patients par les professionnels de santé semblent fondamentaux. L'idée selon laquelle la prise en charge des patients ne devrait plus se limiter uniquement à l'administration des traitements médicamenteux, qu'elle doit aussi prendre en considération toutes les dimensions de la personne, est de plus en plus vivace dans les systèmes de santé. Cette idée a été au centre des travaux sur la prise en charge psychosociale des patients dans les unités de santé. Cette prise en charge doit toujours tenir compte du passé de la personne. D'où la nécessité de maîtriser les principales étapes de son développement (affectif, cognitif, social et psychomoteur). Le personnel de santé doit aussi avoir des informations sur la personnalité de ses patients ainsi que sur tous les facteurs y afférents.

Chapitre cinquième

La personnalité

De manière générale, la personnalité représente l'ensemble des données caractéristiques (sensori-motrices, cognitives, aptitudes émotives, attitudes…) d'un individu. De manière restrictive, la personnalité ne représente que les aspects affectifs (motivations et émotions) et sociaux. Il s'agit en d'autres termes du caractère qui désigne la manière stable de se comporter d'un individu dans les situations sociales. Cependant, la personnalité est une réalité très complexe puisqu'elle concerne la totalité de l'individu. C'est pourquoi bon nombre de chercheurs ont préféré l'aborder à travers l'analyse factorielle. Certains posent la problématique de la constance des traits de personnalité ; tandis que d'autres se sont employés à décrire les relations que la personnalité entretient avec toutes les autres dimensions psychologiques d'un individu.

Dans ce chapitre cinquième, l'étude de la personnalité est abordée en six temps. Dans un premier temps, nous situons l'importance de l'analyse factorielle dans la saisie des mécanismes de fonctionnement de la personnalité. Dans un second temps, nous montrons que la constance des traits de personnalité nous situe au cœur d'un débat. C'est le lieu d'aborder la problématique de la constance des traits de personnalité. Dans un troisième temps, nous évoquons l'approche psychodynamique de la personnalité telle que théorisée par Freud et ses continuateurs. Dans un quatrième temps, nous parlons de la motivation qui est le plus souvent corrélée à la personnalité. Dans un cinquième temps, nous décrivons l'inconscient, un autre aspect de la psychologie dynamique de Freud, et dans un sixième temps enfin, nous évoquons le schéma corporel.

5.1. L'analyse factorielle de la personnalité : les traits

Étudier la personnalité à travers l'analyse factorielle fut une autre orientation dont le but était de dépasser les conceptions anciennes où la personnalité n'était abordée qu'à travers des types, c'est-à-dire, des profils bien définis et caractérisés. C'est ainsi qu'on parlait, par exemple, de l'« Avare » chez Molière, du « Jaloux » chez Shakespeare, du « Paranoïaque » ou de l'« Hystérique » pour le psychiatre ou le psychanalyste (Huteau, 2006). Cette tentative a marqué une avancée considérable dans l'étude de la personnalité et a permis aux recherches contemporaines de soutenir l'idée que les individus ont une pluralité de facettes qui nécessitent un inventaire.

5.1.1. L'inventaire des traits de personnalité d'Eysenck

Des efforts appréciables ont été faits par plusieurs chercheurs pour l'inventaire des traits de personnalité. La plupart de ces facteurs s'appuient sur l'analyse factorielle dont on a déjà parlé et utilisent le questionnaire comme outil d'investigation. Parmi ces inventaires, nous avons été séduit par celui de Eysenck (1979) dont le mérite est qu'il a établi un « pont » entre le normal et le pathologique, qui sont les deux pôles de la personnalité. C'est la raison pour laquelle nous allons le présenter brièvement dans la suite de notre propos.

Psychiatre et expérimentaliste, Eysenck (1975) résume son inventaire de la personnalité par deux facteurs correspondant à deux axes : celui de l'introversion et de l'extraversion et celui opposant le névrosisme à la stabilité émotionnelle. Cet inventaire est résumé dans le tableau ci-dessous.

Tableau 1 : Inventaire des traits de personnalité d'Eysenck (1975).

L'axe de l'introversion et de l'extraversion	L'axe opposant le névrosisme à la stabilité émotionnelle
Extraverti typique : non inhibé, recherche des émotions fortes, insouciant, aime les grosses plaisanteries	Sont très anxieux
Introverti typique : tranquille, effacé, réservé (ami intime), prend les choses au sérieux, a tendance à prévoir, aime une vie bien réglée, contrôle ses émotions	Se plaignent des maux divers (troubles digestifs, maux de tête…)
	Ont une prédisposition aux troubles névrotiques

Comme on le voit, Eysenck (1975) a fait un effort de dépassement des anciennes typologies existantes : Hippocrate, Galien (avec les quatre humeurs : le sang, la bile, la pituite ou le flegme et l'atrabile ou bile noire correspondant respectivement aux quatre caractères sanguin, coléreux, flegmatique et mélancolique) et Kretschmer (typologie des caractères). On a aussi construit différentes versions d'un test appelé EPI (Eysenck personality inventory) dont les qualités métrologiques furent testées plusieurs fois. Cependant, la théorie d'Eysenck paraît trop simple pour beaucoup de chercheurs qui préfèrent parler des traits de personnalité.

5.1.2. Les traits de personnalité

L'inventaire des traits de personnalité effectué par Eysenck fut critiqué par un bon nombre de chercheurs qui identifient d'autres facteurs (Loo, 1979 ; Rocklin & Revelle, 1981). Ils ont par exemple constaté que le facteur d'extraversion combinait l'impulsivité et la sociabilité, « *car ces deux traits se trouvent fortement corrélés avec le facteur d'extraversion concernant l'impulsivité et la prise du risque* » (Lieury, 2000, p. 231). Rocklin et Revelle (1981) proposent pour leur part les traits d'impulsivité, de sociabilité, d'extraversion, de névrosisme et de prise de risque.

Certains chercheurs, à l'instar de Catell (1956), proposent d'autres systèmes plus complexes des traits. Catell a construit le Test 16 PF où il identifie 16 facteurs de personnalité dont les plus importants sont : conservateur, émotif, indiscipliné, relaxé, réservé (termes modernes utilisés par Baird). Cette multitude de facteurs a entraîné la problématique de la fidélité du test. Cette problématique a été abordée par Brown et Howarth (1977) qui, utilisant de gros ordinateurs, ont fait un travail très laborieux à l'issue duquel ils ont identifié 20 facteurs dont les 11 suivants furent dominants : la timidité, la sociabilité, l'instabilité émotionnelle (dans le sens de cyclothymie), l'émotivité (anxiété), l'impulsivité, la persistance, l'hypocondrie, la dominance, l'activité générale (au sens d'énergie physique), la confiance (opposée à la suspicion), le super ego (respect des valeurs morales sociales).

Les 11 facteurs que nous venons d'évoquer sans entrer dans les détails témoignent d'un progrès considérable des recherches sur les traits de personnalité, mais suscitent la question de leur constance, car il est difficile d'affirmer sans risque de se tromper que les traits de personnalité sont stables. Ne relèveraient-ils pas comme le montrent les recherches récentes des variables situationnelles ? Ne peut-on donc pas corréler tempérament et situation ? Telles sont quelques questions qui sous-tendent la problématique de la constance des traits de personnalité que nous allons essayer d'examiner dans la section suivante.

5.2. Problématique de la constance des traits de personnalité et des comportements (tempérament ou situation)

La perspective de l'analyse de la personnalité en traits a suscité un débat très fécond où les recherches empiriques ont montré la faiblesse de la stabilité chez l'individu. Pour Lieury (2000, p. 234), « *Le même individu ne se comporte pas de la même façon en fonction de la situation. On est plus introverti en situation d'examen et plus extraverti après avoir bu un apéritif ...* ». L'inconstance dont il est question dans cette affirmation est fonction de l'inconstance des comportements et des déterminants situationnels.

5.2.1. Constance des traits et inconstance des comportements

Les recherches contemporaines soulignent la difficulté d'établir une corrélation entre un trait de personnalité et un comportement affectif. Hayden et Mischel (1976) soutiennent la constance des traits, mais rejettent celle de différents comportements relevant d'un même trait de personnalité, car semble-t-il, d'après eux, que la manière dont les gens se jugent est assez fidèle. Toutefois, cette auto-estimation n'est que faiblement corrélée avec d'autres indicateurs de comportements.

Mischel (1973) aborde le problème de l'irrégularité des traits en développant une conception cognitiviste de la personnalité où il montre que les traits estimés par les gens sont prototypes, c'est-à-dire, font transparaître les propriétés typiques ou fréquentes de certaines situations. Ses analyses montrent qu'un trait est la conséquence d'une attribution de quelques situations fréquentes, même si elles ne sont pas générales. Nous remarquons que la principale difficulté de l'étude de la personnalité par les traits est celle d'établir une corrélation entre trait et situation. D'où la nécessité de nous intéresser aux déterminants de la situation.

5.2.2. Les déterminants de la situation

L'influence des déterminants de la situation sur la personnalité situe l'importance de la dimension sociale de cette personnalité. Les structures sociales qui vont de la famille en passant par le groupe social auquel appartiennent la famille et la société déterminent en grande partie la structure de la personnalité. C'est cette dimension sociale de la personnalité qui se déploie dans différentes situations qui est la cause des irrégularités constatées dans le jugement de la personnalité d'autrui ou de soi-même. Ainsi, pour bien saisir un trait de personnalité, il est indispensable de prendre en considération la complexité des situations relevant du même trait. Cette relation entre trait et situation a orienté les psychanalystes à aborder la personnalité dans une approche psychodynamique.

5.3. L'approche psychodynamique de la personnalité

La théorie psychanalytique a introduit une particularité dans l'étude de la personnalité. Elle lui attribue trois principaux points de vue : le point de vue topique, le point de vue dynamique et le point de vue économique. *Le premier* a un caractère descriptif et vise la modélisation des différentes instances intrapsychiques nécessaires à la compréhension du fonctionnement mental. Freud (1915, 1905, 1917) a théorisé à ce propos deux principales topiques : la première topique freudienne et la seconde topique freudienne dont on a parlé au chapitre troisième. *Le deuxième* vise une description des différentes forces en présence et est inséparable de la notion de conflit intrapsychique qui lui-même résulte d'une combinaison de forces antagonistes et génératrices de conflits pulsionnels ou intersystémiques (conflits entre instances). *Le troisième* enfin permet la quantification de ces forces pulsionnelles auxquelles nous venons de faire allusion. À partir de ce point de vue économique, on comprend que l'issue du conflit dépend des caractéristiques des forces en présence (grandeur, sens...). Ainsi, il devient nécessaire d'étudier la circulation et l'investissement de l'énergie psychique au niveau des instances, objets ou représentations. On ne s'intéresse dans ce propos qu'à ce dernier point de vue (c'est-à-dire le point de vue économique) tel qu'il avait été théorisé par Freud (1905) ; il est particulièrement question de la notion de pulsion qui semble fondamentale en psychodynamique au même titre que celle de motivation en psychologie du comportement.

5.3.1. La pulsion

On aborde le développement de la notion de pulsion ici uniquement en référence au développement affectif. Les travaux de Freud (1968) montrent que cette notion est au centre du fonctionnement psychique et représente l'une des pièces maîtresses du corpus théorique analytique et se situe aux confins du corps et du psychisme.

Dans les *Trois essais sur la théorie de la sexualité*, Freud (1905) considère les pulsions comme les « *grandes quêteuses d'objets* » et les définit par quatre éléments principaux : la motion, la source, le but et l'objet. La motion pulsionnelle recouvre une organisation dynamique propre à toute pulsion. C'est une donnée porteuse d'action, de mouvement et de direction. Ceci revient à dire que toute pulsion est active et mobilisatrice, y compris les pulsions passives qui recouvrent une recherche active de la passivité. La source pulsionnelle est une notion un peu ambiguë. Elle a une double dimension : une dimension territoriale et une dimension énergétique. La source pulsionnelle désigne ainsi à la fois la zone corporelle où prennent naissance l'excitation et l'énergie psychique qui s'y trouvent qualitativement et quantitativement investies. On appelle but pulsionnel, la satisfaction pulsionnelle. Autrement dit, le but pulsionnel désigne l'apaisement de la tension créée par l'activation de la source pulsionnelle. L'objet pulsionnel est ce par quoi se satisfait la pulsion. Il s'agit d'un objet qui varie selon les individus et qui est influencé par un certain nombre de facteurs : histoire personnelle, biographie interactive et expérience initiales de gratification et de satisfaction.

Dans la théorie freudienne, la pulsion semble essentielle dans le fonctionnement mental. Elle est le facteur qui déclenche l'action, la sous-tend et la dirige. Le terme pulsion comme on l'a déjà signalé est plus employé dans le cadre de la psychologie dynamique alors qu'en psychologie générale, on lui préfère celui de motivation. Mais dans la pratique, les deux termes sont synonymes et jouent un rôle essentiel dans la régulation des comportements.

Freud a élaboré deux théories pulsionnelles. La première oppose les pulsions sexuelles aux pulsions d'autoconservation. Les pulsions sexuelles assurent la survie de l'espèce par la reproduction alors que les pulsions d'autoconservation assurent la protection de l'individu par l'autoprotection. Dans la deuxième théorisation, Freud (1920) parle plutôt de pulsion de vie (éros) et de pulsion de mort (thanatos) alimentée pour la première de la libido et pour la seconde du destrudo. Ainsi, il apparaît que toute activité humaine est pulsionnelle. Cependant, il existe aussi des pulsions conflictuelles qui semblent menacer l'équilibre mental des individus, ce qui nécessite la mobilisation des mécanismes de défense et d'adaptation. Mais avant de passer à ces mécanismes de défense, il nous semble utile de dire un mot sur la motivation qui est, comme nous l'avons dit, synonyme de pulsion en psychologie générale.

5.3.2. La motivation

Après avoir analysé les pulsions dans la section précédente, on va dire un mot sur la motivation dans cette section. La question des motivations est au centre des préoccupations de la psychologie en général, et de la psychologie de la santé en particulier. Les spécialistes n'ont jamais cessé de s'intéresser aux facteurs qui poussent les individus à manifester des comportements de santé (prévention, observance, attitudes vis-à-vis des thérapies…).

Levy-Leboyer (1984) définit la motivation comme « *ce qui déclenche l'activité, la dirige vers certains buts et la prolonge tant que ces buts ne sont pas atteints* » (p. 50). Cette définition amène à repérer les caractéristiques essentielles de la motivation : elle suscite le déclenchement des comportements, les dirige vers certains buts avec une certaine intensité. Enfin, elle amène à persister jusqu'à l'atteinte des objectifs (Louche, 2007).

Deux conceptions différentes ont traité du problème des motivations : la *conception objectiviste* et la *conception subjectiviste. La conception objectiviste* défend l'idée selon laquelle les motivations de l'individu proviennent de son milieu. On distingue trois types de motivations objectives : 1)- la motivation – nécessité qui vise l'adaptation de l'individu ; 2)- la motivation - aspiration dont le but est l'atteinte d'un objectif, et 3)- la motivation artificielle qui constitue une stimulation instituée par le milieu extérieur. Les propagateurs de la *conception subjectiviste* soutiennent l'internalité des motivations et montrent que les besoins humains sont non seulement la source des initiatives individuelles, mais constituent aussi le déterminant des réactions.

Cependant, qu'elle soit d'origine interne ou externe, la motivation traduit toujours les significations qu'un individu ou un groupe d'individus attribue(nt) aux choses. Elle a donc par conséquent une influence sur l'action sociale. La plupart des travaux menés sur les motivations permettent de comprendre que « *dans les organisations, chaque individu a son passé et ses principes, son système de connaissances, sa culture ou sa subculture, ses propres normes, valeurs, idéologie et modèle de référence* » (Mucchielli, 1974, p. 59). Il est donc important de tenir compte des motivations des individus dans la précision des objectifs d'une organisation en général et des systèmes de santé en particulier. Tout un modèle appelé Protective Motivation Theory ou modèle de la motivation à la protection (PMT) a été théorisé par la psychologie de la santé. Nous y reviendrons, mais en attendant, nous dirons un mot sur les mécanismes de défense mobilisés par la personnalité pour faire face aux difficultés rencontrées en général et aux problèmes de santé en particulier.

5.4. Quelques principaux mécanismes de défense et d'adaptation de la personnalité

Confronté à différents conflits pulsionnels, l'individu se défend grâce aux mécanismes de défense pour retrouver un certain équilibre intrapsychique. Les mécanismes de défense peuvent ainsi être assimilés à un ensemble de stratégies cognitives permettant au Moi de survivre aux conflits. Ces mécanismes de défense peuvent conduire à une réaction normale, à une névrose ou à une psychose. Dans son livre célèbre intitulé *Le Moi et les mécanismes de Défense*, paru en 1946, Anna Freud reprend les travaux de son père et arrive à l'idée qu'il existe dix techniques de défense du Moi, bien connues en pratique, comme en théorie psychanalytique : le refoulement, la régression, la formation réactionnelle, l'isolation, l'annulation rétroactive, la projection, l'introjection, le retournement contre soi, la transformation en contraire et enfin la sublimation.

1.- *Le refoulement.* Il consiste en un rejet dans l'inconscient de représentations conflictuelles liées à la pulsion et qui demeurent actives, tout en étant inaccessibles à la prise de conscience. Il est important de mentionner que ce n'est pas le refoulement lui-même qui a des effets morbides, mais plutôt le retour du refoulé, dû à l'insuffisance ou à l'échec de ce refoulement et sans doute aussi à une vulnérabilité de la personne.

2.- *La régression.* Freud en a distingué plusieurs types : a)- *la régression topique* qui représente le mécanisme qui entraîne la transformation de la pensée en image qui s'impose au sujet de façon quasi hallucinatoire ; b)- *la régression temporelle* qui dérive d'une succession de différentes problématiques s'observant dans le rêve par le chemin inverse que le sujet prend par un retour à des étapes antérieures ; c)- *la régression formelle* qui désigne le passage à des modes d'expression du comportement de niveau inférieur du point de vue de la structuration et de l'indifférenciation, caractéristiques en définitive du mouvement là aussi rétrograde des processus secondaires à des processus primaires.

3.- *La formation réactionnelle.* Elle consiste en la mise en place de mécanismes opposés à la pulsion sexuelle ou agressive, dont le but est de neutraliser son effet sur le Moi. Freud a désigné la formation réactionnelle sous le vocable de « contre-force psychique » contre les tendances sexuelles perverses du jeune enfant.

4.- *L'isolation.* Le terme isolation doit être considéré à partir de deux sens. *Un premier sens* concerne une disparition dans la conscience de l'affect lié à une représentation (souvenir, idée, pensée) conflictuelle, alors que la représentation en question reste consciente. *Le second* consiste en une séparation artificielle entre deux pensées ou deux comportements qui sont liés dans la réalité, mais dont la représentation suscite une angoisse chez la personne.

5.- *L'annulation rétroactive.* C'est un mécanisme de défense actif qui consiste pour le sujet à faire comme si des pensées et des actes traumatisants n'avaient pas existé. Il s'agit en fait de mettre en place d'autres actes ou pensées dans le but d'effacer magiquement (« magie négative ») tout ce qui est lié aux représentations gênantes et traumatisantes. C'est par exemple ce qu'on observe dans des rites expiatoires ou de la confession chez les chrétiens…

6.- *La projection.* La projection se définit comme une opération mentale consistant à expulser dans le monde extérieur des pensées, affects ou désirs que le sujet méconnaît et qu'il attribue à d'autres personnes ou choses de son environnement. Il s'agit d'un mécanisme de défense qui soulage le sujet.

7.- *L'introjection.* L'introjection semble être un mécanisme contraire à la projection. C'est une action de jeter à l'intérieur. Ferenczi (2013) la décrit comme un mécanisme qui répète, dans un but défensif et régressif chez l'adulte, le mouvement alors élaboratif rencontré au cours du développement infantile ; mouvement qui consistait à faire rentrer dans l'appareil psychique une quantité de plus en plus grande du monde extérieur. L'introjection est en fait une défense contre l'insatisfaction créée par l'absence de l'objet et vise à trouver un remède consistant à incorporer une présence.

8.- *La sublimation.* La sublimation se définit comme la dérivation de l'énergie d'une pulsion sexuelle ou agressive vers des activités valorisées socialement (artistique, sportive, intellectuelle…). C'est une forme d'autonomie secondaire de la pensée et de l'action vis-à-vis des conflits inconscients.

9.- *Le retournement contre soi.* C'est un mécanisme de défense où une pulsion conflictuelle est non seulement refoulée, mais remplacée par la pulsion opposée. Ce mécanisme entraîne habituellement un retournement sur soi : la pulsion remplace un objet par la personne propre (sadisme/masochisme). Des auteurs ont trouvé des synonymes au concept de retournement contre soi. Ce fut d'abord S. Freud qui le désigna par le concept de *renversement dans le contraire* (1915, 1954). Ce fut ensuite A. Freud (1936, 1993) qui, à la place de retournement contre soi, employa plutôt les concepts de : *transformation en contraire* et de *retournement en contraire.* Le retournement contre soi étant, selon A. Freud, synonyme de transformation en contraire qui est la dixième technique de défense du moi, ne sera pas abordé ici, de peur de procéder à une argumentation tautologique.

L'étude des mécanismes de défense qui précède montre que l'individu n'est pas passif face aux conflits (intrapsychiques ou sociaux), qu'il doit à tout moment négocier pour retrouver un certain équilibre interne. Il développe habituellement des stratégies cognitives lui permettant de faire face aux frustrations diverses. Il doit aussi utiliser ces mécanismes de défense pour maintenir un schéma corporel et une image de soi favorable.

5.5. Le schéma corporel et l'image du corps

La notion de schéma corporel est de plus en plus disponible dans la littérature psychologique. C'est une notion importante qui désigne l'image que chacun se fait de son corps et des différentes postures qu'il adopte dans un espace donné. Il s'agit d'une représentation de soi qui évolue historiquement, temporellement et spatialement. Elle est aussi fortement influencée par la culture.

Les facteurs contribuant à l'élaboration du schéma corporel qui précèdent font de ce dernier un modèle dont le fonctionnement semble, pour une large part, influencé par les facteurs inconscients. C'est un référentiel que l'individu utilise en permanence dans ses relations avec l'espace, le temps et le monde qui l'entourent. Le rôle joué par le schéma corporel montre que l'individu procède par une activité de contrôle et d'évaluation des nouvelles sensations avant de les intégrer à son système de fonctionnement et d'en faire des informations utiles à son activité.

La connaissance que nous avons de notre corps est désignée par le vocable de *somatognosie*. Cette connaissance s'élabore progressivement par le biais de l'expérience sensible qui fait fusionner les besoins et les sensations, les désirs et les représentations, les souvenirs et les impressions actuelles, le passé et le présent, l'espace et le temps. Par conséquent, nous nous différencions toujours d'autrui et gardons le sentiment de notre identité propre.

La perception du schéma corporel, comme toute perception, dépasse le cadre purement physiologique – comme c'est le cas dans la sensation- et intègre une dimension psychologique. C'est pourquoi les handicapés et les mutilés continuent à percevoir leur corps dans son intégralité. D'où une confusion entre le « corps actuel » et « le corps habituel ».

Wallon (1989) réfère le schéma corporel aux relations entre l'espace gestuel et l'espace des objets, à l'accommodation gestuelle de l'individu et au monde extérieur. Il est lié :

- à l'activité posturale (position couchée, assise, debout) ;

- à l'enveloppe corporelle (corps comme objet d'exploration oro-digitale) ;

- à l'image du corps (intégration progressive des différentes zones qui perdent peu à peu leur caractère d'individualité et d'extériorité ; par exemple, à 9 mois, on peut distinguer ses mains de ses gants, pas à 6 mois) ;

- au rôle d'autrui dans la prise de conscience et la connaissance du corps (imitation, exploration de l'adulte).

La mise en place du schéma corporel débute assez tôt. Tout semble commencer avec l'expérience du miroir (entre 6 et 12 mois). Dès 6 mois, l'enfant esquisse des gestes vers son image dans le miroir, ce qui entraîne une certaine jubilation de sa part. C'est ce que Lacan (1936) appelle « stade du miroir » et comporte trois étapes successives :

- l'image est d'abord une réalité dont l'enfant cherche à s'emparer (il croit que l'autre se cache derrière le miroir) ;

- l'image n'est plus un objet réel ;

- l'image devient image propre par identification du corps propre. En intégrant son image à son corps propre, l'enfant conquiert son identité et son unité. Alors qu'avant cela, il vivait une situation du corps morcelé.

Cette section sur le schéma corporel montre que l'individu a toujours une certaine image de son propre corps. Elle se met en place à partir du « stade du miroir », mais se développe progressivement au cours du temps, des espaces, de la culture et des différentes interactions avec le milieu ou avec les autres. Tout ceci prouve une fois de plus que la personnalité est une réalité complexe. Comme nous l'avons signalé ailleurs, et surtout en ce qui concerne l'approche psychodynamique, la personnalité est fortement influencée par les processus inconscients. D'où la nécessité de dire un mot sur l'inconscient avant de conclure cette réflexion sur la personnalité.

5.6. L'inconscient

Dans leur *Vocabulaire de psychanalyse*, Laplanche et Pontalis (2007) abordent la notion d'inconscient à travers un double sens : un sens adjectival et un sens topique. Au *premier sens (sens adjectival)*, ils soulignent que l'adjectif inconscient (Ics : unbewussein en allemand : Ubw) est parfois utilisé pour désigner l'ensemble des contenus qui ne sont pas présents dans le champ actuel de la conscience. Ainsi considéré, l'inconscient est employé dans un sens « descriptif » et non dans un sens « topique », c'est-à-dire sans qu'une discrimination soit faite entre les contenus des systèmes préconscient (Pcs) et inconscient. Au *sens topique (second sens)*, ils appréhendent l'inconscient en précisant ce qu'il est dans les deux principales topiques freudiennes.

Dans la première topique freudienne, l'inconscient est appréhendé comme l'un des systèmes définis par Freud dans le cadre de sa première théorie de l'appareil psychique, constitué de contenus refoulés qui se sont vus refuser l'accès au système préconscient-conscient (Pc-Cs) par l'action du refoulement. Dans cette première topique, le caractère de l'inconscient comme système peut se résumer selon les quatre points suivants :

a)- ses « contenus » sont des « représentations », des pulsions ;

b)- ses mécanismes sont régis par des facteurs spécifiques du processus primaire, notamment de condensation et de déplacement ;

c)- fortement investis de l'énergie pulsionnelle, ils cherchent à faire retour dans la conscience et dans l'action (retour du refoulé), mais ils ne peuvent avoir accès au système Pcs-Cs que dans des transformations de la censure ;

d)- ce sont plus particulièrement les désirs de l'enfance qui connaissent une fixation dans l'inconscient.

Dans le cadre de la deuxième topique freudienne, le terme inconscient est surtout employé sous forme adjectivale. En effet, « *inconscient n'est plus le propre d'une instance particulière. Puisqu'il qualifie le ça et pour une part le Moi et le Surmoi* » (Laplanche & Pontalis, 2007 ; p. 197). Mais il convient de noter :

a)- que les caractères reconnus dans la première topique au système Ics sont, d'une façon générale, attribués au ça dans la seconde ;

b)- que la différence entre le préconscient et l'inconscient, si elle n'est plus fondée sur une distinction intersystémique, persiste comme distinction intrasystémique (le Moi et le Surmoi étant en partie préconscients et en partie inconscients).

De cette brève analyse qui concerne la réalité de l'inconscient, on constate que la découverte de l'activité de ce processus psychique par Freud (1901) a été une véritable révolution. Même si cette découverte a valu à Freud les critiques les plus acerbes, il faut reconnaître qu'elle a permis un grand progrès dans les travaux sur la personnalité. Désormais, l'étude de cette personnalité ne devrait plus se limiter à la vie consciente. Une bonne partie de ses manifestations ne pouvant s'expliquer que par des facteurs inconscients. Ce constat a entraîné un renforcement de la conception de la complexité de la personnalité, laquelle doit être prise en considération par le personnel de santé pour mettre en œuvre des stratégies d'intervention efficaces.

À la fin de ce chapitre sur la personnalité, nous pouvons dire qu'il s'agit d'une fonction psychologique capitale parce que se situant au carrefour des grandes divisions de la psychologie, et ayant trait à l'individu, objet essentiel de la psychologie de tous les temps. Cependant, on constate que si tout le monde emploie le concept de personnalité, celle-ci n'est pas facile à cerner puisqu'elle est une réalité très complexe. Complexité qui est mise en évidence dans les travaux sur l'inconscient que nous venons de présenter.

La conception de "persona" (masque), venant du théâtre antique (Moles, 1951) qui avait pour principales caractéristiques la permanence et la fixité, est de plus en plus délaissée par les chercheurs empiriques qui abordent l'étude de la personnalité par les types (Kretschmer : pique-nique, cyclothyme, leptosome, athlétique visqueux, accessoire ou dysplasique) ou, par les traits (Gallien, Hippocrate, Eysenck, Catell, Brown, Howarth…) et recommandent de prendre en considération les déterminants de la situation.

Sur le plan purement affectif tel que développé par les psychanalystes et les partisans d'une psychologie des profondeurs, la personnalité doit constamment faire face aux différentes pulsions (sexuelle et agressive) qui menacent son équilibre intrapsychique à travers un certain nombre de mécanismes de défense. Dans le cadre de cette réflexion, on a juste évoqué ceux théorisés par S. Freud et repris par A. Freud et qui semblent les plus récurrents. La personnalité apparaît ainsi comme un facteur essentiel dans la compréhension des comportements et conduites. C'est aussi cette personnalité qui permet à l'individu de développer une certaine image de son corps.

En psychologie de la santé, la prise en compte de la personnalité doit aider à améliorer les stratégies de prise en charge, à développer des comportements de santé, à décourager des comportements à risque. Elle permet aussi de comprendre que pour prendre une décision par rapport à la santé, l'individu mobilise une multitude de dimensions, car la personnalité se situe au confluent des autres fonctions psychologiques. D'où la nécessité d'évoquer quelques autres principales fonctions psychologiques susceptibles de jouer un rôle dans les conduites en général, et celles liées à la santé en particulier.

Chapitre sixième

Quelques autres fonctions psychologiques

En dehors de la personnalité, que nous avons présentée comme une fonction psychologique capitale jouant un rôle essentiel sur le comportement en général et les comportements de santé en particulier, d'autres fonctions y jouent aussi un rôle non négligeable ; elles sont souvent corrélées à la personnalité et à tous les facteurs généraux qui, soit déclenchent les comportements, soit les modulent. Il s'agit dans ce chapitre de la perception qui désigne les modalités de prise d'information dans l'environnement, de l'intelligence qui indique la capacité d'adaptation à cet environnement, du langage qui est une fonction d'expression et permet les échanges entre les individus et de l'apprentissage qui est un processus qui permet d'acquérir un nouveau comportement.

Ces trois fonctions sont très importantes pour une réflexion introductive aux fondements d'une psychologie pour les praticiens de la santé. La perception est essentielle dans tout processus éducatif. L'un des aspects essentiels du métier de soignant est l'éducation des patients. L'éducation à la santé ne peut devenir féconde que si elle part des perceptions des malades et met en place des stratégies de sensibilisation visant à renforcer les comportements sains et à changer les comportements dangereux. Cette éducation à la santé qui part de la perception, surtout celle que les patients ont des risques, doit tenir compte de leurs capacités de traitement de l'information et d'adaptation, c'est-à-dire de leur intelligence. Ce processus éducatif s'appuie sur le langage pour développer des apprentissages au comportement sécuritaires communément appelé comportement de santé.

6.1. La perception

La perception est un processus qui a focalisé l'attention des chercheurs dans plusieurs disciplines. En psychologie, les travaux y afférents ont permis l'émergence de nombreuses théories (courants). L'homme étant un être adaptatif, la perception apparaît comme une fonction psychologique capitale, car c'est elle qui lui permet de remplir cette exigence. En plus, le milieu physique nous assaille en permanence, exigeant de notre part un effort pour le modifier. Or, cette modification ne sera efficace qu'après une bonne perception. Qu'est-ce que la perception ? Quelles en sont les principales modalités, ainsi que les différentes formes ? L'objectif de cette articulation est de trouver des réponses à ces quelques questions.

6.1.1. Définition de la perception

La clarification de la notion de perception passe par celle de la sensation. La sensation est une modification du corps. Par exemple, on parle de sensation tactile pure lorsqu'il y a déformation de l'épiderme d'un individu qu'il subit sans en connaître la nature ni l'origine. Sur le plan général, la sensation peut se définir comme un phénomène psychique déterminé par la motivation d'un organe sensoriel sous l'action d'un stimulus simple. On parle par contre de perception lorsque l'objet est construit. Dans le cadre de l'exemple que nous venons de citer, le sujet sait que c'est un objet rugueux qui touche sa main. La perception comprend donc les notions diverses découlant de l'expérience de l'individu. La perception est une étape supérieure à la sensation au cours de laquelle les phénomènes psychiques simples s'objectivent, se compliquent pour déclencher l'information issue de l'activité des neurones médiateurs nécessaires. La perception est donc un processus au cours duquel le réel est à la fois saisi par les sens et traité par l'esprit. C'est la représentation consciente des sensations. Cette manière d'appréhender les concepts de sensation et de perception n'a pas rencontré l'assentiment des gestaltistes qui considèrent les deux entités comme des réalités organisées où l'altération d'un seul élément entraînerait automatiquement celle du tout.

Pour Lieury (1990, p.30), « *la perception désigne l'ensemble des mécanismes physiologiques et psychologiques dont la fonction générale est la prise d'information dans l'environnement ou dans l'organisme lui-même* ». On peut parler ici d'un processus perceptif pendant lequel les informations reçues (stimulus) se transforment en sensations conscientes qui atteignent le cerveau sous forme d'influx nerveux. Ainsi, l'étude de la perception apparaît comme l'étude des conditions régissant la transformation des stimuli physiques et physiologiques en données psychiques puisque le monde perçu qui est la cause de nos réactions n'est pas nécessairement physique : il peut aussi être phénoménal, c'est-à-dire le monde de la subjectivité où l'information reçue est traitée en fonction des prédispositions individuelles.

Les recherches physiologiques récentes soulignent la difficulté d'établir une frontière étanche entre la sensation et la perception qui semblent aujourd'hui être des synonymes. Car toute perception a pour fondement les modalités sensorielles ou perceptives.

6.1.2. Les modalités sensorielles ou perceptives

Les modalités sensorielles ou perceptives sont les différents moyens à travers lesquels le sujet enregistre les différentes informations provenant de l'environnement. Il s'agit en fait des cinq organes de sens bien connus avant que le sixième sens soit unanimement approuvé par la communauté scientifique (le sens de la douleur). Les modalités en question sont : le toucher, le goût, l'odorat, l'audition et la vision.

- Le toucher

Par rapport au toucher, on parle de sensibilité tactile qui met en exergue les deux dimensions de la sensation (subjective et objective). Les recherches psychophysiques, plus particulièrement la technique mise au point par Max Fon Frey (1852 – 1932) consistant à tester la sensibilité de la peau avec les aiguilles, montrent qu'il existe quatre catégories de sensations tactiles : le contact (stimulus vibro-tactile), la douleur, le chaud et le froid.

- Le goût

Le concept de goût tel qu'utilisé par les gastronomes comprend en réalité plusieurs facteurs qui sont ses différentes modalités sensorielles. On parle souvent dans l'étude du goût des modalités odorantes (odeur des aliments ou des liquides) et tactiles (les récepteurs tactiles de la langue et de la paroi de la bouche). Les travaux psychologiques et physiologiques attribuent au règne animal les quatre sensations gustatives que sont : le salé, le sucré, l'acide et l'amer (Le Magnen, 1951).

- L'odorat

Contrairement au goût dont les quatre catégories sensitives sont bien spécifiées, l'étude de l'odorat est confrontée à l'existence de milliers d'odeurs dont la diversité des classifications souligne les dimensions subjectives. Le mode d'action des molécules odorantes est encore un mystère et selon les récentes recherches, il utilise l'imagerie médicale (Jourdan, 1987). Une odeur serait reconnue comme un complexe de traits, un peu comme une forme visuelle.

- L'audition

L'audition s'effectue par l'entremise des mécanismes au cours desquels chaque organe ou partie de l'oreille joue un rôle spécifique. Il s'agit des principaux organes ci-dessous :

- l'oreille externe encore appelée pavillon qui fait converger les ondes sonores au niveau du tympan (membrane qui donne le son) ;
- l'oreille moyenne qui amplifie les résonances du tympan ;
- l'oreille interne qui est responsable des sensations auditives.

La psychophysique de l'audition appréhende le son comme une sensation complexe pouvant s'analyser à partir des trois principaux facteurs de sensation qui sont :

- l'intensité : force du son (pression) ;
- la fréquence : nombre de vibrations par seconde ;
- le timbre : perception de la complexité de l'onde.

- La vision

La vision est une modalité sensorielle très importante, mais elle ne fonctionne pas de manière simple. La perception visuelle repose sur les données anatomiques et physiologiques qui constituent le système visuel. Il comprend le globe oculaire, la rétine et les voies visuelles. La principale fonction de la vision est le traitement de la lumière.

- Le globe oculaire joue le rôle d'un zoom et permet la projection des rayons lumineux réfléchis sur la rétine.
- La rétine fonctionne comme un micro-ordinateur analysant et intégrant de très nombreux signaux lumineux.

- Les voies visuelles sont des systèmes de transmission et d'analyse des signaux.

Les cinq modalités sensorielles que nous venons de présenter brièvement permettent de constater que la perception est un processus faisant intervenir le physique, le physiologique et le psychologique au point où on peut parler de perception physique, physiologique et psychologique.

La perception physique et physiologique est celle qui est basée de manière assez élémentaire sur les organes de sens. Il s'agit en principe de la première phase de la perception au cours de laquelle les stimuli surtout externes déclenchent l'activité du sujet en quête d'adaptation. Les perceptions physiques et physiologiques sont fonction de leurs seuils. Nous distinguons le seuil absolu et le seuil différentiel.

Le premier se subdivise en seuil inférieur (l'excitant le plus faible donnant lieu à une sensation) et en seuil supérieur (excitant qui même renforcé est incapable de provoquer une sensation). Le second qui est souvent quotidien désigne la plus petite différence d'excitant donnant lieu à une sensation différente. Pour le physiologiste Weber (1795–1878), nous sommes essentiellement sensibles aux différences relatives. Il trouve un rapport égal à 2,5%. Ainsi, pour soupeser un poids de 100g, la différence se fera sentir à 102,5g.

La perception psychologique est la plus intéressante pour nous, il s'agit de la phase au cours de laquelle les excitations du niveau physique et physiologique sont traitées et analysées. La perception psychologique n'est plus simple puisqu'elle intègre désormais les notions de l'espace et de temps, de motivation et de culture dont l'influence est capitale sur cette fonction. La perception spatio-temporelle est une perception inter-sensorielle, car elle englobe plusieurs sens. La motivation qui est une force intérieure poussant l'individu à l'action est un facteur déterminant pour la perception. La culture influence aussi la perception. Cette influence est de même nature que celle des répertoires linguistiques. En psychopathologie par exemple, le thérapeute doit entrer dans l'univers culturel et linguistique du patient afin de l'aider efficacement. On note ici que les facteurs spatio-temporels, la motivation et la culture sous-tendent l'influence du savoir sur la perception qui peut se subdiviser en perception des formes et en perception de l'espace.

6.1.3. Deux exemples de perception : la perception des formes et la perception de l'espace

6.1.3.1. La perception des formes

On a toujours noté chez l'homme un effort perpétuel d'organisation de ses perceptions de telle sorte qu'on considère la forme comme l' « atome » de la perception. Les psychologues gestaltistes avaient déjà attiré l'attention sur la prégnance de la forme dans un processus perceptif, à l'instar de Kölher (1964) qui disait qu'il existait des « bonnes formes » qui sont des équilibres de champs psychologiques. Les gestaltistes ont par conséquent mis en place un certain nombre de lois organisatrices de la forme (proximité : les points rapprochés tendent à être facilement vus comme appartenant à un groupe par exemple la constellation du ciel ; similitude : les points ou parties similaires tendent à être perçus comme un même groupe, par exemple les parties d'une même couleur, la symétrie : elle évoque une meilleure forme…) (Lieury, 2000).

La théorie gestaltiste concernant la perception des formes fut vérifiée par plusieurs travaux expérimentaux dont les conclusions révèlent le caractère stable, régulier et insécable des formes. C'est par exemple le cas des expériences portant sur les images rétiniennes stabilisées (Pritchard, 1961). Dans ces expériences, la technique consiste à étudier la vision sans tenir compte du mouvement des yeux ainsi que des micromouvements. À cet effet, un petit projecteur miniaturisé est monté sur la lentille de l'œil et posé sur la cornée, afin que le dispositif soit entièrement solidaire du globe oculaire et que l'image projetée devienne indépendante des mouvements de l'œil. Cependant, elle n'a pas tenu compte des mouvements et des stratégies d'exploration oculaire ainsi que du traitement de l'information et des illusions perceptives. Les sujets exposés à ce dispositif expérimental déclarent voir disparaître les parties des figures concernées. On pouvait supposer « *qu'il y ait une saturation ou période réfractaire (fatigue) des photorécepteurs stimulés de façon continue ; mais le plus frappant est que l'effacement ne se fait pas au hasard, par petites touches, mais sur des parties complètes de la figure. Par exemple, les sujets voient un 3 à la place du B, ou des formes géométriques, ou suffisamment de lettres pour former des mots significatifs : BEER, PEER, BEE, BE* » (Lieury, 2000, p.46).

Certains travaux concernant l'analogie ordinateur-système cognitif montrent que ces faits se réfèrent à la notion de sous-programme d'un ordinateur, où les formes sont assimilées à des programmes complexes assemblés à partir des sous-programmes. Par ailleurs, les recherches récentes étudient l'exploration visuelle à partir des mouvements oculaires qui non seulement seraient à l'origine des formes, mais doivent être considérés comme des programmes d'information.

L'étude des mouvements oculaires montre que l'œil est un organe de sens mobile, ce qui rend son activité extraordinaire : il peut capter l'information dans presque toutes les directions. Les travaux de Levy–Schoen (1967), Fischer, Monty et Senfers (1981) ont permis de repérer plusieurs mouvements oculaires parmi lesquels les saccades (mouvements convergents des deux yeux) sont les plus importantes. L'étude des saccades a permis de constater que la perception visuelle peut se subdiviser en deux systèmes qui sont l'identification et la localisation. Le système d'identification représente les voies visuelles qui partent de la rétine pour se projeter au niveau du thalamus (corps grenouillé latéral) puis dans le cortex occipital. C'est le système de l'apprentissage et de l'identification des formes. Le système de localisation par contre est un système rectino-tectal qui comprend les voies visuelles, principalement issues de la périphérie de la rétine, qui se projettent dans les tubercules quadrijumeaux et dans les noyaux oculo-moteurs pour commander les saccades oculaires.

Ainsi, les systèmes d'identification et de localisation semblent essentiels dans la perception des formes. La perception des formes n'est donc pas une activité simple ; elle nécessite une certaine organisation mentale qui serait aussi manifeste dans la perception de l'espace.

6.1.3.2. La perception de l'espace

La perception de l'espace ne s'effectue pas de la même façon que celle de la forme. Elle oscille entre deux extrêmes : la perspective et la constance. Pour Léonard De Vinci (1452-1519) et Descartes (1596-1650) qui l'ont découverte, la perspective est un phénomène qui se manifeste lorsqu'on observe le trajet des rayons lumineux traversant une lentille convergente et on constate que l'image de l'objet sur l'écran diminue en fonction de l'éloignement de l'objet. On peut citer comme exemples pour illustrer la perspective :

- Les rails de chemin de fer qui semblent converger à l'horizon.
- Le diamètre apparent de la lune qui est sensiblement le même que celui du soleil.
- Le haut d'un édifice comme la tour Eiffel, d'où les gens et les voitures paraissent miniaturisés.

Pour Lieury (1990 ; p.61), « *La perspective ne s'applique pas à tout notre environnement et c'est même plutôt l'inverse dans un espace proche de quelques dizaines de mètres. Dans cet espace, nous percevons les individus et les objets avec une taille approximativement constante* ». Il apparaît en réalité que le système visuel a la particularité de corriger l'information rétinienne grâce aux indices de constance. Les travaux de Léonard De Vinci à ce sujet lui ont permis de repérer plusieurs indices :

- la perspective en tant qu'indice d'éloignement (lignes, couleur, luminosité…) ;
- les ombres indiquant le relief ou les rapports spatiaux entre les objets ;
- la parallaxe de mouvement, comme le cheval au galop qui semble aller lentement s'il est loin.

Les indices que nous venons de présenter peuvent être classés suivant les deux modes de vision qui sont : la vision binoculaire et la vision monoculaire.

- La vision binoculaire

La vision binoculaire est celle qui s'effectue par l'entremise de deux yeux comme on le remarque chez la plupart des animaux en général et chez les vertébrés en particulier. Les deux yeux jouent deux principales fonctions : une fonction de sécurité et une fonction de repérage de l'espace grâce aux mécanismes complexes (Pettigrew, 1972). La vision binoculaire semble assez précise et repose sur une anatomie complexe et simple : elle revient à ce qu'un objet présenté latéralement est analysé dans le même hémisphère. Par exemple, si on présente un ballon rouge dans l'œil à droite, son image va se projeter du côté nasal de l'œil droit. Le croisement des deux axones du nerf optique permet le « rattrapage » de cette inversion de projection (Lieury, 2000).

- **La vision monoculaire**

Il est établi que la constance perceptive existe sous une autre forme de vision : la vision monoculaire qui se caractérise par une variété d'indices (Lieury, 2000), dont voici les plus récurrents :

- l'interposition : habituellement, un objet masquant est situé entre l'objet et l'observateur. Sur cette base, Ittelson et Kilpatrick (1951) ont eu à piéger les sujets dans une expérience consistant à fabriquer de fausses cartes de jeux ; la carte apparemment manquante est en réalité la plus éloignée de l'observateur, mais disposée de telle sorte que sa projection s'imbrique parfaitement dans une carte découpée située plus près de l'observateur ;

- les ombres : l'objet qui fait ombre à un deuxième objet est disposé entre la source de lumière et le deuxième objet. Mais là encore, on peut tromper l'observateur par des éclairages cachés, ce qui illustre l'utilisation perceptive de ce type d'indice ;

- la parallaxe de mouvement : à vitesse constante, l'objet qui se déplace près de l'œil donne une image rétinienne qui bouge plus vite sur la rétine ; le même effet se produit (loi de la relativité) si c'est la tête ou le globe oculaire qui bouge et non l'objet. De telles informations sont permanentes, car l'œil est constamment en mouvement ;

- le gradient de structure : Gibson (1950), le grand psychologue de la perception sur la perception de la densité de luminosité appelée gradient de texture, a montré que ce dernier (gradient de texture) diminue avec l'éloignement. Ce qui signifie que la luminosité diminue avec l'éloignement.

À la fin de cette première articulation de ce chapitre sur quelques autres fonctions psychologiques, nous pouvons retenir que la perception est une fonction psychologique très importante située au confluent de plusieurs processus psychiques et qui amène à considérer l'individu non pas seulement comme un être physique ou physiologique, mais toujours et en même temps comme une personne douée d'une conscience lui permettant d'examiner, d'analyser et de rendre compte de tout ce qui se passe autour de lui. Ainsi, ce qui est perçu n'est pas toujours ce qui est empiriquement repérable. C'est ce qui est mentalement organisé, construit ou tout simplement représenté. Les nombreuses insuffisances constatées dans ce processus peuvent être imputées à des illusions perceptives.

Cette réflexion sur la perception, à la suite de celle sur la personnalité, peut éclairer et orienter les interventions des personnels soignants, qui ont intérêt à tenir compte des différentes perceptions sociales pour théoriser leurs stratégies de prise en soins afin de maximiser leur efficacité. Ces personnels soignants doivent aussi lutter contre leurs propres perceptions sociales, le plus souvent entachées de subjectivités (préjugés, stéréotypes, idées reçues) qui pourraient les induire en erreur (nous y reviendrons lorsque nous parlerons des croyances sur la maladie et leurs représentations). Il importe de recourir à l'intelligence qui est une autre fonction psychologique importante pour éviter des erreurs liées à la personnalité et à la perception.

6.2. L'intelligence

Le thème de l'intelligence est et a toujours été au centre des préoccupations de la psychologie. Chaque auteur essaye de l'analyser à partir de son idéologie et de sa formation initiale au point où « *le concept d'intelligence est polysémique, et il est utilisé de façon très variée dans la vie courante, et même chez les spécialistes : un animal sera qualifié d'intelligent dans un documentaire animalier et on emploiera le même terme dans un sens évidemment différent pour qualifier des compétences humaines...* » (Lieury, 1990, p.155).

L'intelligence n'apparaît pas de manière spontanée à un moment précis du développement mental d'un individu comme un mécanisme totalement monté et distinct de ceux qui l'ont précédé. Tout au contraire, il existe une continuité entre l'intelligence et ses principaux processus qu'ils soient biologiques ou adaptatifs.

En psychologie, le terme « *cognitif* » qui se rapporte à la connaissance, aux capacités et aux mécanismes d'apprentissage et d'accession à la connaissance est celui qui semble convenir le mieux pour désigner l'intelligence. C'est pourquoi Binet et Simon (1905) assimilent l'intelligence à l'ensemble des facultés mentales telles que l'attention, la mémoire, le jugement, l'abstraction qui semblent tous relever du cognitif.

Dans la présente articulation concernant l'intelligence, nous allons juste examiner certains des aspects les plus saillants de son étude : la notion de l'intelligence (conceptions et formes de l'intelligence), les opérations intellectuelles et les principales fonctions de l'intelligence.

6.2.1. Les conceptions de l'intelligence

Il existe quatre principales conceptions de l'intelligence :

- la conception mentaliste ;
- la conception béhavioriste ;
- la conception interactionniste ;
- la conception cognitiviste.

6.2.1.1. La conception mentaliste de l'intelligence

La conception mentaliste de l'intelligence a pour objet d'identifier les composantes élémentaires de la pensée. Elle appréhende l'intelligence comme un ensemble d'opérations de pensée et de comportements cognitifs qu'on peut découvrir à partir des tests d'intelligence. Ces tests apparaissent comme un moyen efficace visant à déceler les composantes élémentaires de l'intelligence. Pour Claparède (1873 - 1940), le caractère commun à tout acte d'intelligence est d'être une recherche qui implique trois opérations essentielles : une question, une hypothèse et une vérification. Ces trois opérations montrent que l'intelligence se déploie à partir des structures mentales. Claparède (1873 - 1940) a par ailleurs fait une distinction entre l'intelligence intégrale, l'intelligence générale ou globale et ses capacités particulières. Mais, les béhavioristes soulignent la difficulté de mesurer séparément les différentes fonctions de l'intelligence.

6.2.1.2. La conception behavioriste de l'intelligence

Les béhavioristes considèrent l'intelligence comme une combinaison d'habitudes élémentaires en habitudes complexes. Ces habitudes sont des stratégies avec des règles précises d'analyse et de décision. La conception béhavioriste de l'intelligence repose sur les observations qui ont montré l'importance des renforcements antérieurs par rapport à l'activité intellectuelle, selon les lois de l'apprentissage (établissement des connexions entre un stimulus et une réponse comportementale grâce à la motivation et à la répétition). Les limites de la conception béhavioriste ont orienté les recherches vers les modèles interactionnistes.

6.2.1.3. La conception interactionniste de l'intelligence

La conception interactionniste de l'intelligence la conçoit comme une fonction dérivée de l'action. Cette conception, qui a pour principaux promoteurs les psychologues de l'ex-Union soviétique et les partisans du courant piagétien, cherche à dépasser les limites de l'approche béhavioriste. Pour Vygotsky (1934) par exemple, le développement de l'intelligence se fait par le passage des actions physiques portant sur des objets particuliers à des actions mentales concernant des objets généraux. Pour cet auteur, le langage acquiert progressivement la capacité de contrôler l'action. Le langage s'intériorise progressivement et permet de passer de l'action physique à l'action mentale. Ce point de vue n'est pas loin de celui que soutient Piaget qui part de l'organisation des actions mentales pour définir les phases du développement intellectuel. Ainsi, chez Piaget (1936) et chez Vygotsky (1936), la fonction symbolique qui est au centre de la conception interactionniste est le fruit d'une construction. Ce qui n'est pas tout à fait le cas dans la conception cognitiviste de l'intelligence qui insiste sur le traitement de l'information.

6.2.1.4. La conception cognitiviste de l'intelligence

La conception cognitiviste conçoit l'intelligence comme un ensemble d'activités de traitement de l'information. Elle vise surtout l'analyse du fonctionnement du système cognitif à travers, plus précisément, le système de traitement de l'information (STI). Il s'agit d'une analyse détaillée des tâches particulières et la mise en évidence des différences entre ses tâches. Dans cette conception cognitiviste, l'intelligence apparaît comme une fonction essentielle à l'activité d'un sujet, dont le principal but est d'organiser la conduite pour l'adapter aux exigences environnementales. Cette organisation n'est possible qu'après un traitement judicieux de l'information tirée de l'environnement. La conception cognitiviste ainsi que les autres conceptions de l'intelligence que nous avons déjà évoquées laissent transparaître le fait qu'il existe plusieurs formes d'intelligence.

6.2.2. Quelques formes d'intelligence

Il existe plusieurs formes d'intelligence qui varient selon les différents modes d'adaptation à certaines situations précises. Nous allons essayer de présenter brièvement dans la suite de notre propos quelques exemples qui sont les plus récurrents : l'intelligence pratique, l'intelligence abstraite et l'intelligence artificielle.

6.2.2.1. L'intelligence pratique

Elle désigne le type d'intelligence qui se manifeste au concret à partir de la manipulation des objets. Elle est différente des adaptations intuitives et construit elle-même la forme de son action. Elle conçoit un plan de comportement pour résoudre un problème où le hasard n'a aucune influence. Dans le cas d'un piéton qui traverse une rue à circulation intense, on constate qu'il calcule rapidement la distance entre les voitures ainsi que leur vitesse afin de déterminer la vitesse de traversée. L'intelligence pratique qui concerne la manipulation des objets concrets diffère de l'intelligence abstraite.

6.2.2.2. L'intelligence abstraite

L'intelligence abstraite peut être définie comme l'aptitude à concevoir les rapports et à traiter aisément l'information verbale ou symbolique. Par rapport à l'action, l'intelligence abstraite se manifeste sous forme de consigne alors que dans la perception elle s'exprime par des énumérations, des remarques ainsi que des associations. Pour Piaget, l'intelligence abstraite se constitue chez l'enfant suivant les étapes successives. Par exemple à 4 ans, l'enfant n'a pas encore conscience de la réversibilité des situations. L'intelligence abstraite est une forme d'intelligence achevée donnant à l'enfant l'aptitude à saisir la réversibilité des relations. L'intelligence abstraite est une manifestation concrète de la souplesse de l'esprit humain qui, pour s'adapter à diverses situations, construit des schémas d'action grâce à l'usage de sa pensée, son imagination et surtout de sa capacité d'abstraction qui l'amène souvent à établir des relations, des hypothèses entre des facteurs qui ne sont pas toujours visibles ou palpables. L'intelligence abstraite est différente de l'intelligence artificielle qui semble plus concernée par les opérations intellectuelles telles que réalisées par des programmes informatiques.

6.2.2.3. L'intelligence artificielle

L'expression « *intelligence artificielle* » a deux significations étroitement reliées :

- elle désigne tout d'abord l'intelligence pure manifestée par des machines suivant les exigences de l'art ou de la technique. Il s'agit en fait des activités exécutées par des machines qui, si elles étaient produites par l'homme, seraient attribuées à son intelligence humaine ;

- elle désigne ensuite la discipline, l'ensemble des recherches et connaissances qui ont pour objet de réaliser des machines ou des programmes capables d'activités. Au départ, l'intelligence artificielle était orientée vers la seule simulation des performances humaines. Aujourd'hui, elle construit des modèles empruntés à la logique, à la linguistique et aux neurosciences. Elle s'est par ailleurs efforcée à élaborer une typologie de connaissances (déclarative et procédurale) pour sa programmation.

Turing (1912-1954), mathématicien anglais, fut un précurseur important des travaux sur l'intelligence artificielle. Il a posé dans un article intitulé « Computing machinery and intelligence » (Turing, 1950), la question de l'intelligence de l'ordinateur. Ses travaux ont contribué d'une manière ou d'une autre à la victoire des Alliés. Plus concrètement, ses travaux ont permis de déverrouiller le code réputé inviolable de l'armée allemande « enigma ». Toutefois, postuler une intelligence des machines a soulevé un débat épistémologique et humaniste. Il a en effet été reproché à Turing et aux partisans d'une conception radicale de l'intelligence artificielle de ne donner qu'une simple vision de l'esprit, comme un pur système opérationnel manipulant des symboles (Lecadet & Mahanna, 2006). Qui plus est, cette conception de l'intelligence artificielle ne tient pas compte de sa dimension émotionnelle et encore moins sociale.

6.2.2.4. L'intelligence sociale

Elle implique la compréhension des êtres humains et la facilité de s'entendre avec eux. L'intelligence sociale désigne la capacité de l'individu à s'adapter à ses différents milieux sociaux d'appartenance (association, équipe sportive, parti politique...) qui constituent les différents cadres de la vie sociale. Être socialement intelligent consiste à poser des actes conformes à la norme sociale, aux attentes de vos interlocuteurs. L'intelligence sociale permet ainsi d'éviter des conflits et par ricochet de se faire aimer de son entourage. Cette forme d'intelligence est souvent manifeste chez les politiciens qui veulent séduire leur électorat à un moment donné. Les stratégies de manipulation des masses sont toujours choisies avec dextérité et finesse, ce qui porte la marque de l'action des esprits particuliers dans la maîtrise et la sélection des informations susceptibles de convaincre. On retrouve aussi cette forme d'intelligence chez les religieux dans leurs stratégies d'endoctrinement. Ainsi, l'intelligence sociale semble intégrer plusieurs dimensions.

La présentation de ces quelques formes d'intelligence précise davantage le caractère polysémique de cette fonction psychologique qui divise les chercheurs en référence à leurs différentes sensibilités. D'aucuns pensent même qu'il est possible de parler des intelligences : lente, rapide, logique et intuitive. Gardner a mis en place la théorie des intelligences multiples dans laquelle il énumère les neuf formes d'intelligence à savoir :

- l'intelligence musicale ;
- l'intelligence kinesthésique ;
- l'intelligence logico-mathématique ;
- l'intelligence langagière ;
- l'intelligence spatiale ;
- l'intelligence interpersonnelle ;
- l'intelligence intra personnelle ;
- l'intelligence naturaliste ;
- l'intelligence existentielle.

Cependant, malgré leurs divergences d'approches, tous les auteurs sont unanimes sur l'importance de l'intelligence. D'où la nécessité de s'intéresser à son mode opératoire, c'est-à-dire à ses fonctions.

6.2.3. La principale fonction de l'intelligence : l'adaptation

L'intelligence a pour principale fonction l'adaptation d'un individu à son milieu. L'intelligence permet de différencier l'adaptation biologique de l'adaptation psychologique. Cette seconde forme d'intelligence représente une adaptation supérieure. L'intelligence peut donc être considérée comme une activité mentale qui joue un rôle d'adaptation grâce à ses lois d'organisation lui assurant une autonomie vis-à-vis de l'environnement.

L'adaptation désigne l'équilibre entre l'organisme et son milieu pour la conservation et la vie. Toutefois, il convient de différencier *l'adaptation - état de l'adaptation – processus*. Il y a adaptation lorsque l'organisme se transforme en fonction du milieu, et que cette variation a pour effet un accroissement des échanges entre le milieu et l'organisme (Piaget, 1959). Pour Piaget, l'adaptation a deux modalités : *l'assimilation* et *l'accommodation*.

6.2.3.1. L'assimilation

L'assimilation est le processus au cours duquel l'individu incorpore des objets dans les schèmes de sa conduite, ces schèmes n'étant autre chose que le canevas des actions susceptibles d'être répétées. Pour les physiologistes et les biologistes, l'assimilation est le processus par lequel les êtres vivants transforment les éléments tirés de leur environnement en leurs propres substances. Il s'agit d'une action du sujet sur son milieu, comparable à celle d'un organisme qui se nourrit : « *De même que l'organisme se nourrit de données d'entrées (aliments) en les transformant en substances assimilables au moyen de sucs gastriques, la vie psychique comporte une activité d'incorporation et de transformation des informations venant du milieu* » (Mariné & Escribe, 1998, p.117).

L'intelligence est en effet assimilation dans la mesure où elle incorpore à ses cadres les données de l'expérience. Ainsi, l'adaptation intellectuelle comporte toujours un élément d'assimilation, c'est-à-dire une structure par incorporation de la réalité extérieure à des formes dues à cet acte du sujet. Toutefois, il est important de signaler que l'adaptation met en équilibre un mécanisme assimilateur et une accommodation complémentaire.

6.2.3.2. L'accommodation

L'accommodation est le « résultat des pressions exercées par le milieu sur l'individu ». Mieux encore, l'accommodation est le processus au cours duquel un organe, un organisme ou un système cognitif soumis à la pression de son environnement se modifie, s'ajuste, se conforme pour élaborer de nouveaux moyens d'assimilation et s'adapter. Elle est donc "ajustement actif d'un organisme aux pressions du milieu". Cela signifie qu'elle est un processus adaptatif permettant à un organe, organisme ou un système cognitif de supporter, sans dangers, les modifications du milieu extérieur. Nous pouvons en l'occurrence citer les exemples de l'accommodation au froid, à la chaleur ou à toute nouvelle situation climatique.

En bref, l'adaptation intellectuelle, comme toute autre forme d'adaptation est une mise en équilibre progressive oscillant entre un « mécanisme assimilateur » et une « accommodation complémentaire ». Mais toujours et partout, l'adaptation n'est achevée que lorsqu'elle aboutit à un système stable, c'est-à-dire lorsqu'il y a équilibre entre l'accommodation et l'assimilation. Cette opération s'appelle l'organisation.

Du point de vue biologique, l'organisation est inséparable de l'adaptation. Ce sont les deux processus complémentaires d'un mécanisme unique, le premier étant l'aspect interne de ce cycle dont l'adaptation constitue l'aspect extérieur. Or, en ce qui concerne l'intelligence sous sa forme réfléchie aussi bien que pratique, on retrouve ce double phénomène de la totalité fonctionnelle et de l'interdépendance entre l'organisation et l'adaptation.

En définitive, la notion d'intelligence n'est pas facile à cerner, de par ses multiples définitions. Mais de toutes ces définitions, il ressort que l'intelligence implique quatre éléments caractéristiques :

- elle est une capacité générale et non une capacité spéciale ;
- elle assure l'adaptation de l'être au milieu, une adaptation non pas banale, mais superficielle et fine ;
- elle s'applique à des situations nouvelles, d'une nouveauté véritable et significative et non superficielle ;
- les situations et les problèmes auxquels elle s'attaque doivent être originaux et présenter de réelles difficultés.

Ainsi, on peut retenir que l'intelligence est une capacité globale et un mode particulier d'adaptation à des situations vraiment nouvelles et caractéristiques. Elle n'est pas une fonction isolable, mais la résultante de toutes les capacités mentales, affectives et organiques et se manifeste souvent par le langage.

6.3. Le langage

Dans les échanges communicationnels qu'il entretient avec les êtres de son milieu de vie, et surtout avec ceux de son espèce, l'homme utilise le plus souvent des signes et des codes pour véhiculer et appréhender des messages/informations. Dans l'étude des conduites humaines, la psychologie reconnaît que chaque conduite peut être représentée par des systèmes descriptifs et explicatifs. Cette opération constitue une fonction essentielle dans l'activité humaine : c'est la fonction sémiotique. L'espèce humaine a considérablement élaboré cette fonction qu'on appelle le langage et qui se manifeste communément sous deux formes : le langage verbal (parlé ou écrit) et le langage gestuel. Dans les deux formes, l'étude du langage nécessite la mise en évidence de cette fonction psychologique à travers une approche définitionnelle qui permet de cerner les différentes conceptions qui ont contribué à la clarification de cette notion. Par la suite, il faut préciser les différentes fonctions du langage et le processus de son acquisition ainsi que les difficultés que pourrait connaître cette acquisition afin d'envisager des solutions idoines en cas de difficulté.

6.3.1. Essai de définition du langage

Dans l'approche littéraire, le langage se définit comme une fonction ou une faculté d'expression de la pensée et de communication entre les hommes, mise en œuvre par la parole ou par l'écriture (Dictionnaire Petit Robert, 2011).

Toute une spécialité de la littérature s'intéresse à l'étude du langage : la linguistique.

L'approche psychologique de cette notion s'inscrit à peu près dans la logique littéraire tout en la prolongeant. Pour cette approche, le langage est une fonction d'expression et de communication de la pensée par l'utilisation de signes ayant une valeur identique pour tous les individus d'une même espèce et dans les limites d'une aire déterminée (Sillamy, 1989). Comme la littérature, la psychologie a aussi consacré toute une spécialisation à l'étude du langage : la psycholinguistique.

Ces deux approches qui précèdent insistent sur l'utilisation des signes dans la communication, ce qui laisse transparaître en filigrane la fonction du langage, surtout dans le cas de la psychologie qui nous intéresse davantage ici.

6.3.2. Les fonctions du langage : fonction sémiotique

Le langage, en permettant à l'individu de transmettre sa pensée et ses sentiments, est un outil de communication. Cet outil lui permet d'entrer en contact avec les autres et de résoudre de multiples problèmes liés à la vie en groupe. La pratique du langage est fondée sur l'utilisation des signes et des symboles. C'est pourquoi on parle généralement de fonction sémiotique pour matérialiser l'importance du langage. Elle permet d'utiliser des signes pour la communication et la représentation. Ici, la représentation est définie comme la capacité d'évoquer des objets absents perspectivement et de traiter des informations les concernant. Cette capacité fait du langage une propriété de l'homme. L'ontogenèse du langage permet de spécifier la place de la fonction sémiotique chez l'enfant et celle qu'elle joue chez l'adulte.

6.3.2.1. La fonction sémiotique chez l'enfant

Bien avant de pouvoir parler, le jeune enfant sait se faire comprendre par l'utilisation des prémices de langage (Darwin, 1872). En général, la première communication chez l'enfant intègre les gestes, les mimiques, les attitudes (postures) corporelles. Peu à peu, ces moyens de communication qualifiés de pré-linguistiques vont se perfectionner, se diversifier, se spécialiser et se sélectionner.

Les cris, les décharges motrices, les manifestations émotionnelles… qui font partie du répertoire comportemental de l'enfant sont interprétés par les adultes comme l'expression de besoins et suscitent des réponses appropriées. Cette première communication se complète plus tard par la conduite symbolique (utilisation des symboles). C'est ce que précisent les travaux de Wolff (1969), Lezine (1977) et Piaget (1966). Ce dernier a montré que la fonction sémiotique est essentielle non seulement dans l'acquisition du langage, mais aussi dans le développement de l'intelligence.

6.3.2.2. La fonction sémiotique chez l'adulte

De manière générale, l'homme (adulte) utilise comme moyen de communication avec son milieu de vie ou de travail des signes (codes) dans des domaines variés. Certains de ces signes sont le plus souvent non linguistiques, mais leur maîtrise ou leur décryptage rend la communication fiable. Ainsi, des codes "innés" (regard, mimique du visage) aux codes convenus et appris (aéronautique, surdi-mutité adulte, industrie) en passant par les codes de la vie sociale (vêtements, coiffure, maquillage, attitudes, démarches...) peuvent être interprétés de façon spécifique selon les cultures (Darwin, 1872) et selon les catégories de personnes dans des situations bien déterminées et surtout constituer matière à réflexion pour les sémiologues et psychologues (Oleron, 1952).

Le langage est ainsi au centre des interactions humaines. C'est lui qui permet un échange entre les autres et nous. Il nous permet d'extérioriser notre pensée et de saisir celle des autres. Mais comme nous venons de le voir à travers les différents codes utilisés dans le processus du langage, certains peuvent prêter à confusion et nous induire en erreur. Un code peut avoir des significations différentes à partir des spécificités de contexte. Nous devons faire attention, car le langage véhicule une certaine vision du monde, une certaine culture. Cette idée doit interpeller les personnels de santé qui ne doivent pas toujours s'enfermer dans un langage technique qui ne permet pas toujours donner clairement aux patients, qui viennent des milieux hétéroclites, des informations essentielles pour leur santé. Cependant, avant de conditionner les interactions sociales, le langage s'acquiert à partir d'un certain processus.

6.3.3. L'acquisition du langage

Nous avons vu que la fonction sémiotique avait une forte influence sur le langage. L'acquisition du langage est la résultante du développement de cette fonction. Plusieurs éléments participent à l'acquisition du langage. Malrieu (1973) précise à cet effet que le progrès de cette acquisition s'explique comme « résultat de l'inter structuration des apprentissages culturels, des structures de la langue adulte, du désir personnel de communiquer ». Toutefois, il convient de noter que nonobstant les expériences, les enquêtes et l'analyse du corpus individuel issu de la méthode longitudinale des biographes d'enfants, l'acquisition du langage reste fortement sous-tendue par certaines théories.

6.3.3.1. Les théories de l'acquisition du langage

On peut recourir à une approche théorique pour mettre en évidence les différents facteurs qui sous-tendent l'acquisition du langage. Expliquer l'acquisition du langage en recourant à une théorie quelconque, c'est s'efforcer de montrer que les faits observés dans le processus de son acquisition sont compatibles avec une construction hypothétique plus générale, s'appliquant non seulement à l'acquisition du langage, mais aussi aux autres faits connus concernant le langage. Trois principales approches peuvent être invoquées pour rendre compte de la vision théorique du processus de l'acquisition du langage : la vision empiriste, la vision innéiste et la vision constructiviste.

6.3.3.1.1. Vision empiriste

L'idée des empiristes en ce qui concerne le langage est à peu près la même que celle qu'ils prônent pour tout apprentissage. L'esprit humain étant selon eux une « table rase » à la naissance sur laquelle viendront s'inscrire les connaissances et les sensations issues de l'apprentissage (John Locke, 1932- 1704), l'enfant a besoin d'apprendre les mécanismes liés au langage pour son développement malgré le fait que cette capacité semble innée chez l'homme comme le stipule la philosophie innéiste (Chomsky, 1965). Cet apprentissage mobilise aussi bien les habitudes que les expériences.

6.3.3.1.2. Vision innéiste

Chomsky (1965) et les autres protagonistes de l'innéité du langage récusent la vision empiriste et postulent que l'enfant ne peut acquérir le langage par une simple procédure d'apprentissage associatif ou d'imitation. Pour cette approche, il existe un dispositif d'acquisition du langage inné et spécifique : language acquisition divice (LAD). Ce dispositif aurait la particularité de construire à partir des énoncés linguistiques d'une langue donnée, une " théorie " de cette langue, fondement des compétences du locuteur. Cette structure innée est le propre de l'homme uniquement et indépendamment de la multitude de langues qui existent.

Cette idée n'est pas partagée par Piaget et les autres constructivistes.

6.3.3.1.3. Vision constructiviste

Piaget récuse l'idée de Chomsky selon laquelle les structures nécessaires à l'acquisition du langage sont spécifiques et innées et montre que ces structures sont générales et construites. Il va ainsi au-delà des deux premières visions théoriques évoquées (visions empiriste et innéiste) et soutient que l'acquisition du langage ne saurait être isolée du reste du développement intellectuel : elle utilise les structures opératoires générales de l'intelligence. Ces structures, y compris le langage, ne sont ni reçues du milieu par un organisme passif par expérience (empirisme) ni pourvues à la naissance (innéisme) ; elles sont construites par le sujet dans le cours de son activité (constructivisme).

Ainsi, des trois théorisations sur l'acquisition du langage qui précèdent, nous pouvons dire que dans cette acquisition entrent en jeu des facteurs innés (innéisme), des facteurs acquis (empirisme) et des facteurs construits (constructivisme). Cependant, nous pouvons regretter le fait qu'une telle théorisation n'ait pas pensé à la socialisation et à l'imitation qui, selon nous, pourraient contribuer de manière considérable à cette acquisition qui nécessite certaines conditions.

6.3.3.2 Conditions de l'acquisition du langage

Bien que le langage soit un indice de supériorité de l'homme sur l'animal par l'entremise de la fonction sémiotique, sa concrétisation reste fortement sous-tendue par une préparation qui nécessite une intervention des facteurs biologiques et sociaux sans lesquels des dysfonctionnements peuvent apparaître. On va surtout s'appesantir dans la suite de la réflexion à la neurophysiologie du langage pour montrer la place que la maturation neurologique joue dans l'acquisition de cette fonction psychologique.

6.3.3.2.1. Neurophysiologie du langage

Une ossature neurophysiologique participe à la formalisation et au déploiement du langage ; il s'agit de la base biologique du langage qui est fondée sur les conditions biologiques qui concernent les organes sensoriels et surtout certaines régions du cortex cérébral permettant la parole. Parmi ces conditions, les facteurs neurologiques sont au centre des préoccupations du psychologue spécialiste du langage. Une étude neurologique du langage a montré que son siège se situe dans l'hémisphère gauche : une aire corticale s'étendant depuis la terminaison des voies acoustiques et optiques jusqu'à l'origine des voies motrices gouvernant la musculature bucco-phonatoire et manuelle. Les principaux éléments de cette aire sont : la zone du langage, les lobes frontaux, la région pariéto-temporo-occipitale droite, le thalamus, le tronc cérébral et le cervelet. Seulement, cette localisation de la zone instrumentale du langage au niveau du cortex cérébral requiert une certaine maturation pour la réalisation effective du langage.

6.3.3.2.2. Maturation neurologique et acquisition du langage

L'esquisse d'un parallélisme entre divers aspects de la maturation myélinogénétique humaine et le découpage traditionnel des divers moments de l'acquisition de la parole et du langage se veut salutaire dans la mesure où elle permet d'éviter la confusion en cas de difficulté langagière. Ainsi, des concomitances entre maturation neurologique et acquisition du langage, on comprend aisément que cette acquisition se fait en fonction d'un âge précis (Lenneberg, 1967) sur la délimitation d'une « période critique » pour l'acquisition du langage et en fonction des indices de maturation du cerveau (Lecours, 1976). Elle peut toutefois être confrontée à quelques difficultés.

6.3.4. Quelques difficultés du langage : aphasies

Certaines lésions du cerveau affectant la zone du langage entraînent des troubles du langage ou aphasies. On entend par aphasie, la perte de la parole ou de la compréhension du langage à la suite d'une lésion corticale de l'hémisphère dominant. Alajouanine (1968) les définit comme les dérèglements des mécanismes psycho-sensori-moteurs qui interviennent dans la perception et l'expression du langage et qui s'élaborent dans une région limitée de l'hémisphère dominant.

En dépit de l'atteinte de la zone instrumentale du langage, l'aphasie ne recouvre pas toutes les perturbations du langage telles que :

- les défauts d'acquisition du langage (surdi-mutité, anti-mutité, retard du langage) ;
- la dysarthrie (troubles de la parole liés aux lésions de l'appareil phonatoire) ;
- les troubles du langage relatifs à des lésions cérébrales hémisphériques ;
- les troubles du langage par lésion thalamique.

Selon le siège lésionnel (permettant d'établir des corrélations anatomocliniques), la masse de tissu cérébral détruit (dont dépendent la sévérité de l'atteinte, la rapidité d'installation du déficit, l'étiologie vasculaire tumorale) et le terrain (niveau culturel antérieur : âge, dominance cérébrale), on pourrait distinguer plusieurs aphasies. Mais, nous nous limitons à deux grandes catégories choisies selon le degré de " fluence ou fluidité du discours : les aphasies à émissions verbales fluides (aphasie de Wernicke) et les aphasies à émissions verbales réduites (aphasie de Broca).

1.- Les aphasies à émissions verbales fluides (aphasie de Wernicke). Ce type d'aphasie atteint à la fois la compréhension et l'expression, mais sans trouble de l'articulation ni réduction du langage. Le trouble observé dans l'utilisation des mots et des phonèmes est frappant. Le malade parle beaucoup sans qu'on puisse surtout l'interrompre. Sa production verbale reste sans signification pour autrui et le malade en est inconscient. Cette anosognosie se traduit souvent par une irritabilité devant l'incompréhension de l'interlocuteur. On classe dans ce champ :

- le trouble dans l'utilisation des mots : imbroglio et confusion des mots. Exemple : clé = sortie, entrée= façon d'ouvrir une porte, un journal = pour écrire… ;

- le trouble de l'utilisation des phonèmes : remplacement des mots au hasard, impossible de déceler l'intention verbale des malades. Exemple : bébé = léanata ; couteau = karatotuneantitante ; cha = rekortaté ; pa = Jarpopita ; zèbre = cesaka ; bateau = quoi ;

2.- les aphasies à émissions verbales réduites (aphasie de Broca). Ici, le langage est totalement suspendu ou limité à quelques stéréotypies (le patient est incapable de parler, d'écrire et sa compréhension est touchée). La récupération du langage est limitée à quelques mots ou phonèmes. L'écriture est réduite à des séries de boucles et la lecture est impossible. On note chez le sujet :

- l'expression orale frappée par la réduction du langage, ralentissement du débit ;

- le trouble dans l'utilisation des mots ;

• l'usage des phonèmes (lésions, répétition par anticipation ou persévérations) ;

• une écriture lente (avec omission ou déplacements des lettres Exemple : aspiradeur pour aspirateur ; cogé pour congé ; caufé pour café…).

L'analyse de ces distorsions du langage parlé, écrit ou gestuel revêt un intérêt pratique et théorique. En effet, chacune de ces distorsions constitue un symptôme ayant une grande valeur diagnostique, car elle témoigne d'une atteinte de la zone instrumentale du langage. Ainsi, cette analyse permet d'isoler l'existence des troubles de l'expression et de la compréhension, d'individualiser toute une pathologie des mots / phrases et de mettre en évidence de curieuses dissociations (cas de la non-compréhension d'un texte lu à haute voix) suite à une analyse physiopathologique relative à ces diverses perturbations constatées.

Pour corriger certaines difficultés liées au langage en général et celles liées aux aphasies en particulier, le psycho-patholo-linguiste utilise le conditionnement comme stratégie d'intervention. Ainsi, qu'il soit verbal, écrit ou gestuel, le langage nécessite un conditionnement et obéit à une théorisation dans l'optique de sa réalisation ou de son acquisition. Lorsque pour certaines difficultés, ce langage se trouve éprouvé, la localisation du mal se veut impérative afin d'en circonscrire la solution, car que la difficulté relative à l'acquisition et au fonctionnement du langage soit biologique ou sociale, une fois le diagnostic établi, la rééducation peut à chaque étape de la récupération aider le patient en favorisant la réacquisition du langage par des exercices répétés et en l'aidant à travers de nouvelles stratégies d'apprentissage. Elle permet de raccourcir cette longue période de réapprentissage verbal, écrit ou gestuel et d'améliorer le pronostic final qui dépend de l'étendue et de la nature de la lésion. Le psychologue s'intéressant au langage (psycholinguiste) étudie une catégorie de conduites : les conduites langagières. Il la réinsère (cette catégorie) dans d'autres catégories plus larges (fonctions sémiotique et cognitive), c'est-à-dire en articulant les conduites langagières avec l'ensemble des autres conduites d'un sujet aux prises avec son environnement.

En somme, le langage occupe une place essentielle dans le registre des fonctions psychologiques dont le but est, comme nous l'avons dit, de préciser et d'affiner l'étude des comportements et des conduites. La principale fonction du langage est son rôle d'expression des pensées et des sentiments à travers la parole.

Le langage, par l'entremise de la fonction sémiotique, permet de représenter les objets absents par des codes ou signes. Ainsi, le langage donne à l'homme une capacité d'abstraction. C'est ce qu'on appelle fonction sémiotique. Cependant le langage, qui semble être une propriété exclusive de l'homme, qui est pour certains inné, a besoin d'une maturation neurologique et d'une stimulation environnementale suffisante pour son acquisition et son développement.

Certains facteurs sociaux surtout neurologiques, peuvent entraîner des problèmes liés au langage dont les plus importants sont appelés aphasies. Nous avons parlé ici des aphasies de Wernicke et des aphasies de Broca. Ces difficultés sont prises en charge par des spécialistes et les pronostics sont relativement positifs. On comprend pourquoi un accent particulier est accordé à la pratique du langage dans toutes les sociétés en général et chez les enfants en particulier. Cet intérêt du langage se justifie aussi par le fait qu'il est le principal instrument utilisé dans le cadre des apprentissages.

6.4. L'apprentissage

Les ouvrages classiques de psychologie consacrent une large place à la mémoire, fonction définie par deux critères : d'une part la conservation du passé et sa reproduction, d'autre part la reconnaissance du passé comme tel. Ils traitent rapidement de l'apprentissage, réduit à la formation des habitudes. Les ouvrages modernes orientés vers la psychologie expérimentale soutiennent plutôt la tendance inverse. L'apprentissage y occupe une place privilégiée, tandis que la mémoire n'en constitue qu'un complément, souvent même négligé. En fait, l'apprentissage et la mémoire représentent deux aspects complémentaires des processus d'acquisition. Pour survivre, l'animal et l'homme doivent s'adapter aux modifications du milieu. L'un des moyens de cette adaptation est l'acquisition des types de comportements en fonction des changements de situation. On appelle apprentissage, l'acquisition de ces nouveaux types de comportements qui s'intriquent avec les comportements innés apparaissant au cours de différentes phases de la maturation de l'organisme.

L'apprentissage est donc un processus d'acquisition d'une nouvelle conduite à la suite d'un entraînement particulier. C'est aussi un processus adaptatif grâce auquel l'individu fournit des réponses adéquates à certaines questions. Cette réflexion sur l'apprentissage va s'articuler sur les bases du conditionnement et leur typologie ; le conditionnement étant considéré comme la méthode classique d'apprentissage.

6.4.1. Les bases neurophysiologiques de l'apprentissage : le conditionnement

Les premiers travaux de Pavlov (1963) avaient paru apporter une confirmation neurophysiologique à l'associationnisme. Rapidement, on s'est aperçu qu'il existait une différence fondamentale entre association classique et conditionnement. Dans le premier cas, l'apprentissage optimal est obtenu si les deux éléments à associer étaient présents simultanément ; alors que dans le second cas, on obtient les meilleurs résultats lorsque le stimulus conditionnel précède de 0,5 seconde le stimulus inconditionnel. Le stimulus conditionnel remplit la fonction de "signal" (Pavlov, 1977) qui prépare l'attente du stimulus non conditionnel et permet à l'organisme d'en prévoir l'apparition. Deux faits confirment cette conception. Si l'on utilise comme réaction non conditionnelle, le clignement de la paupière à un jet d'air, et comme stimulus conditionnel un signal lumineux précédant le jet d'air, on constate l'apparition, au début de l'apprentissage de deux clignements de l'œil, un premier plus discret (qui est la réponse conditionnelle), survenant avant même l'apparition du jet d'air, et un second, plus intense (qui est la réponse conditionnelle qui survient immédiatement après). Plus tard, les deux clignements se confondront, mais l'existence du clignement initial montre bien que le réflexe conditionnel est une réaction à un signal, et non une réaction inconditionnelle. D'où la nécessité de bien différencier les types de conditionnements.

6.4.2. Les types de conditionnements

On distingue généralement deux types de conditionnements qui sont : le conditionnement classique et le conditionnement opérant.

6.4.2.1. Conditionnement classique

Le conditionnement classique commence toujours par le processus d'acquisition du conditionnement et peut évoluer vers celui d'extinction, récupération et généralisation.

- **Processus d'acquisition**

Le conditionnement classique ou pavlovien est fondé sur l'existence d'une réponse réflexe ou automatique qui se déclenche à la présentation d'un stimulus spécifique non appris. Ce stimulus est actif sans condition préalable. Il est appelé par les béhavioristes stimulus inconditionnel (SI) et la réponse est appelée réponse inconditionnelle (RI).

La procédure du conditionnement consiste à présenter un stimulus neutre (SN) et de le faire suivre rapidement par le stimulus inconditionnel. La réaction va augmenter en fonction des essais. La répétition est donc une condition du conditionnement. La procédure la plus efficace correspond au couplage stimulus conditionnel (SC) et stimulus inconditionnel (SI). Dès qu'un intervalle est instauré entre le SC et SI, le conditionnement est plus difficile : c'est le conditionnement avec délai. Dans tous les cas, le SC doit précéder le SI. L'inverse appelé conditionnement rétrograde n'est pas efficace.

L'étude des conditions temporelles met en évidence deux facteurs à l'établissement du conditionnement classique : la contiguïté temporelle entre SC et SI et l'avance du SC par rapport au SI. Une fois le conditionnement acquis, on peut recommencer en mettant en place le processus d'extinction, récupération, inhibition, généralisation et de différenciation.

- **Processus d'extinction, récupération, inhibition, généralisation et de différenciation**

Pavlov a démontré qu'il existe une différence entre un SI et un SC, car « le SI provoque toujours le réflexe ou la réponse ». Si l'on présente le SC seul au cours de plusieurs essais successifs, on observe que sa valeur conditionnelle va progressivement diminuer. Ce phénomène de diminution est appelé « l'extinction ». Cette extinction n'est pas synonyme d'effacement du conditionnement, encore moins un processus lié à la fatigue. Dans la pratique, après un temps de repos, le SC est de nouveau efficace : c'est le phénomène de « récupération spontanée ».

Pavlov a fait l'hypothèse que " l'extinction est provoquée par un processus nerveux dynamique et antagoniste de l'excitation ; le processus d'inhibition ". Quand un stimulus a été conditionné, des stimuli qui lui ressemblent déclenchent la réponse : c'est le processus de généralisation. La généralisation est plus efficace lorsque le nouveau stimulus ressemble au stimulus d'origine (SC).

Cependant, si l'on répète la situation dans laquelle le stimulus original est renforcé, la réponse conditionnelle ne va plus apparaître pour le nouveau stimulus ; c'est le phénomène de " différenciation ". Pavlov et Beliakov ont démontré que la différenciation était déterminée par un mécanisme d'inhibition.

Ce qui précède laisse entrevoir que dans le conditionnement classique, le réflexe issu du conditionnement est dynamique : il peut être acquis ou éteint, récupéré, inhibé, généralisé, différencié. Ce qui n'est pas tout à fait le cas dans le conditionnement opérant.

6.4.2.2. Conditionnement opérant

Le conditionnement opérant permet la standardisation de l'apprentissage ainsi que son renforcement.

- **Standardisation de l'apprentissage**

Parallèlement aux travaux de Pavlov, naissait aux États-Unis une autre manière d'aborder l'apprentissage chez l'animal avec Thorndike (1898), Small (1900) et Watson (1907). Thorndike étudiait la notion d'apprentissage par essai-erreur alors que Watson insistait sur le rôle des réponses kinesthésiques. Cette tradition américaine conduit à une prééminence de l'action (réponses), contrairement au conditionnement pavlovien d'associations entre stimuli, et a permis l'élaboration des différentes procédures classées sous le terme générique de « conditionnement opérant ».

Le conditionnement opérant n'est simple que dans la phase préliminaire de familiarisation de l'animal avec le dispositif, appelée phase de modelage. L'intérêt principal du dispositif est d'étudier les capacités de discrimination d'abord chez l'animal et par la suite chez l'homme. L'intervalle de temps entre la réponse et le renforcement doit être court pour être efficace. L'observation des conduites superstitieuses indique clairement que le conditionnement opérant n'est pas fondé sur des mécanismes de réflexion, mais d'association en fonction de la conduite temporelle. Le comportement opérant peut se complexifier à travers une autre technique que Skinner a désignée par le vocable de renforcement.

- **Renforcement et programme de renforcement**

D'après Skinner (1951), le renforcement est ce qui accroît la probabilité d'émission ou de diminution d'une réponse. On distingue plusieurs catégories de renforcements :

- les renforcements primaires sont des stimuli inconditionnels qui correspondent aux besoins biologiques ou aux réflexes. Ils comportent les renforcements positifs et négatifs (récompenses et punitions) ;
- les renforcements affectifs, cognitifs et sociaux ;
- les renforcements intracérébraux.

À la suite de ses expériences, Thorndike (1898) avait établi la loi de l'effet selon laquelle une action se trouvait répétée si l'effet qui en découlait était satisfaisant pour l'animal. Les renforcements secondaires constituent une première limitation de cette loi. Il existe de nombreux programmes : le FR (fixed ratio), le VR (variable ratio), le FI (fixed interval) et le DRL (Differencial Reinforcement of Low Rates of Responding).

On peut retenir ici que l'élément fondamental du conditionnement est la répétition. Le conditionnement est en général très rapide contrairement à l'extinction qui peut être très difficile. Cette précision a amené les chercheurs à distinguer les conditionnements appétitifs des conditionnements aversifs. Dans un dispositif de conditionnement d'évitement, le rat doit sauter d'un compartiment à un autre pour éviter un choc électrique. Le choc est signalé par un stimulus discriminatif. Pour Miller (1956), le son devient un stimulus conditionnel de peur par conditionnement classique avec le choc électrique. La peur conditionnée est un état motivationnel.

Toutefois, qu'il soit appétitif ou aversif, classique ou opérant, le conditionnement vise l'acquisition d'un nouveau comportement ou d'un changement de conduite. Une approche théorique rend compte de cette notion. C'est pourquoi nous ne pouvons terminer cette réflexion sans présenter quelques orientations théoriques de l'apprentissage.

6.4.3. Quelques orientations théoriques de l'apprentissage

Nous pouvons regrouper les théories de l'apprentissage en théories cognitives, associationnistes, de l'information et psychanalytiques.

- **Les théories associationnistes.** Les béhavioristes, en particulier Watson et Hull, ont considéré le conditionnement comme le prototype de l'apprentissage et ont voulu démontrer que tout apprentissage, simple ou complexe, est un assemblage de segments de comportement de type S-R : « le réflexe conditionné est l'unité à partir de laquelle l'habitude totale se forme » (Watson, 1958).

- **Les théories cognitives.** Les théories cognitives ont été formalisées par le néo-behavioriste Tolman (1961) et le gestaltiste Köhler (1964). En se basant sur des expériences souvent ingénieuses, ces deux auteurs ont essayé de prouver l'existence des mécanismes cognitifs : « compréhension »,

« prévision », « écoute cognitive » dans tout processus d'apprentissage. Ces mécanismes semblent contribuer de manière déterminante à l'élaboration des connaissances. Pour Tolman, le comportement n'est pas une séquence automatisée d'associations établies par conditionnement, mais une réponse globale qui réfère à une représentation mentale du but et des lieux qui permettent d'y accéder : c'est ce qu'il appelle une « structure-signe » ou dans ses derniers écrits, la « carte mentale ».

- **La théorie de l'information.** Pour la théorie de l'information, l'apprentissage se caractérise par la quantité d'informations dont le sujet a besoin pour accomplir une tâche déterminée. Au début, quand l'incertitude est maximale, il lui faut beaucoup d'informations, par la suite, sous l'effet de l'exercice, un minimum d'indications lui suffit.

- **La théorie psychanalytique.** Les psychanalystes sont persuadés que la première éducation est fondamentale dans l'édification de la personnalité. La révolte du petit enfant contre son père peut se retrouver transposée dans le comportement frondeur de l'adulte, en butte à l'autorité de ses supérieurs hiérarchiques. Il ne s'agit pas là d'un " conditionnement ", c'est-à-dire d'une chaîne de réflexes conditionnels, mais plutôt de la généralisation d'un apprentissage social.

Les autres approches théoriques. On peut aussi mentionner l'existence des théories de Guthrie (théorie de la contiguïté) qui est la formulation moderne de la théorie associationniste. Son principe est qu' « *une combinaison de stimulus qui a accompagné un mouvement tendra, lorsqu'elle se présentera à nouveau, à en être suivie par ce mouvement* ». Dans cette théorie, le rôle de la motivation et de la récompense est minimisé. Il existe, par ailleurs, les théories du renforcement de Hull (1952), de l'orientation de Tolman et la théorie de l'intuition de Köhler (1964).

Outre la personnalité qui joue un rôle essentiel pour les comportements en général et pour ceux relatifs à la santé en particulier, d'autres fonctions psychologiques y jouent aussi une fonction capitale. Dans le cadre de ce chapitre sixième, nous avons situé la place de la perception, de l'intelligence, du langage et de l'apprentissage dans l'étude des comportements, surtout ceux liés à la santé.

La perception est essentielle dans la genèse et l'orientation de toute conduite. Elle prolonge la sensation qui se limite à l'activité de ses modalités et intègre la subjectivité, la culturalité et la socialité de l'individu. C'est cette idée qui la place au centre des comportements de santé. Dans ce sens, il importe d'amener l'individu à percevoir sa vulnérabilité, la sévérité de la menace liée à un comportement insécuritaire et les bénéfices associés à l'adoption des comportements de protection (nous y reviendrons lorsqu'on abordera le modèle de la motivation à la protection).

La perception s'appuie par ailleurs sur l'intelligence qui concerne les différents mécanismes mentaux mobilisés par un individu pour son adaptation en général et dans le cas présent, à un problème de santé en particulier. Comme l'a souligné Piaget, cette adaptation nécessite un équilibre entre l'accommodation et l'assimilation. Ces deux premières fonctions psychologiques (perception et intelligence) s'accompagnent, surtout dans le domaine de la santé, du langage et de l'apprentissage.

Le langage est au centre de tout processus de communication consistant en la transmission de l'information d'un individu à un autre par le biais d'un canal ou d'un répertoire de signes. Dans le domaine de la santé, le langage utilisé doit être adapté au contexte et aux spécificités des interlocuteurs, surtout celles de la cible. Dans ce sens, les spécialistes en santé publique devraient éviter d'utiliser un langage trop technique pour parler aux patients qui ne sont pas des experts, mais qui ont juste besoin de comprendre les prescriptions et les recommandations. Cette idée nécessite non seulement un apprentissage de l'usage du langage, mais aussi celle de la conception des messages et des stratégies de sensibilisation. Cet apprentissage concerne aussi le relationnel, c'est-à-dire « le vivre ensemble » ; il s'agit d'apprendre les comportements susceptibles de nous permettre de vivre de manière harmonieuse avec les autres.

Chapitre septième

Quelques différents modes de relations sociales et nécessité de la psychologie de la santé

La réflexion sur la personnalité nous a conduit à parler de la complexité de l'être humain que les personnels de santé se proposent de prendre en soins. Cette complexité fait de la prise en soins des patients une entreprise difficile, mais exaltante pour celui qui se donne pour ambition de maîtriser tous les contours de la situation afin de soulager les souffrances humaines.

Cette prise en soins des patients doit aussi tenir compte du fait que le sujet humain est, comme l'a défini Aristote, un « animal social », c'est-à-dire un sujet ne pouvant vivre ailleurs qu'en groupe et qui entretient divers types de relations avec son entourage. D'où la nécessité de tenir compte de ces différents types de relations pour comprendre sa pathologie et mettre en place une thérapie adaptée à son cas précis.

Plusieurs types de relations sociales ont été théorisés par les chercheurs en sciences sociales en général et en psychologie sociale en particulier. On présente brièvement dans ce chapitre, la relation éducative et la relation soignant-soigné qui, bien qu'étant toutes des relations sociales, ont chacune sa spécificité. Pour les autres modes de relations sociales, nous renvoyons le lecteur avide d'informations aux différents travaux de la psychologie sociale sur ce sujet (Moscovici, 1984 ; Fischer, 1990 ; Aebischer & Oberlé,

2007). Mais une définition et les caractéristiques de la relation sociale s'imposent au préalable.

7.1. Définition et caractéristiques de la relation sociale

La relation sociale se définit par les chercheurs en psychologie sociale comme le mode de relation qui s'établit entre un Sujet S1 (Ego) et un Sujet S2 (Alter) par rapport à un objet (Castellan, 1986). Il s'agit d'une relation triangulaire que les psychosociologues étudient à travers un modèle révolutionnaire appelé modèle ternaire. Le modèle ternaire utilisé dans l'étude de la relation sociale situe la particularité de la psychologie sociale par rapport à la psychologie (dans le sens de la psychologie des profondeurs ou individuelle) à la sociologie et à l'économie (dans le sens du marxisme). Ces deux dernières disciplines utilisent le modèle binaire (modèle à deux modalités).

Ainsi, la différence d'approche entre les sciences sociales qui précèdent se justifie par le fait que la psychologie et la sociologie travaillent uniquement avec deux modalités (sujet - objet pour la psychologie) et (sujet - objet : groupe/société/institution pour la sociologie) tandis que la psychologie sociale travaille avec les trois modalités dont on a parlé et considère l'être humain comme étant toujours en situation de groupe. C'est pourquoi les psychosociologues travaillent à gommer la dichotomie entre l'individu et le groupe.

Plusieurs caractéristiques font de la relation sociale une relation toute particulière. Nous présentons dans notre réflexion la relation sociale comme une relation d'influence, une relation de conflit, une relation d'inégalité, une relation de négociation et une relation de communication.

1.- La relation sociale est une relation d'influence : les protagonistes en interaction s'exercent des pressions réciproques pour s'approprier, contrôler, maîtriser ou orienter l'objet de la relation.

2.- La relation sociale est une relation d'inégalité : elle dépend de la quantité et de la qualité des ressources sociales et psychologiques mobilisées par les uns et les autres au cours de la relation. L'inégalité s'explique par le fait que l'un des pôles de la relation est dominant et prend ainsi le nom de « *majorité psychologique* » tandis que l'autre est dominé et est appelé « *minorité psychologique* » (Moscovici, 1984).

3.- La relation sociale est conflictuelle : comme on l'a déjà évoqué, et comme l'avait déjà si bien dit le philosophe Sartre (1947), l'essence des rapports entre les hommes n'est pas la communication, mais le conflit.

4.- La relation sociale est une relation de négociation. Pour permettre la cohésion sociale, les partenaires sociaux en interaction sont toujours en train de négocier. À travers cette stratégie de régulation sociale, les statuts peuvent changer à tout moment. Le système social est un système ouvert où tout est possible.

5.- La relation sociale est une relation de communication où un sujet considéré comme émetteur transmet une information à un autre considéré comme récepteur à travers un certain canal pour une finalité précise. La communication sociale permet de répondre aux questions : qui dit quoi ? À qui ? Comment ? Par quel moyen ? Pourquoi ?, etc.

Ce qui précède amène à considérer la relation sociale comme étant essentielle dans la vie des humains. La relation sociale est aussi fondée sur un certain nombre de caractéristiques faisant d'elle non seulement une relation difficile à saisir, mais aussi une relation difficile à maîtriser, qui peut évoluer historiquement, environnementalement ou contextuellement. Ainsi, tous les travailleurs sociaux, à l'instar des personnels de santé, doivent tenir compte des différents réseaux de relations pour planifier leurs actions. Nous abordons brièvement dans la suite de ce développement quelques modes de relations les plus récurrents.

7.2. Quelques modes de relations sociales

Presque toutes les pratiques humaines sont fondées sur les relations sociales ou humaines. Fischer (2005) a identifié trois facteurs psychosociaux de ces relations : la proximité, la similitude-complémentarité et l'apparence physique. Ces deux premiers facteurs psychosociaux montrent que le lien social, voire l'interaction sociale, est indispensable pour toute action humaine. Il semblerait donc qu'on a toujours besoin des autres. Les psychologues des organisations ont montré que des individus se mettent ensemble pour atteindre des buts qu'ils ne pourraient atteindre individuellement. On comprend ainsi pourquoi les êtres humains ont toujours échangé. Nous parlons de cet échange ici dans le domaine de l'éducation et celui de la santé.

7.2.1. La relation éducative

La relation éducative est une relation sociale. Elle s'établit entre les différents partenaires qui interviennent dans l'éducation ou la formation. Il s'agit souvent des éducateurs ou formateurs, des administrateurs, des apprenants et de toute la communauté éducative. Cette relation éducative a évolué grâce aux différentes recherches réalisées par des chercheurs en sciences sociales en général et en psychologie en particulier. On est parti du modèle classique (traditionnel) au modèle démocratique avec les pédagogies actives.

Dans le modèle classique, on avait affaire à un modèle centré sur le maître, lequel décidait et contrôlait tout. C'est lui qui arrêtait le programme, c'est lui aussi qui définissait la méthode. L'élève n'avait pour seul travail que de reproduire, lors des examens, les leçons de son maître, et par ricochet, de se conformer aux exigences de l'institution. La méthode ici était la directivité et nous rapprochait de la définition de l'éducation de Durkheim (1911) selon laquelle « *l'éducation est l'action exercée par les générations adultes sur celles qui ne sont pas encore mûres pour la vie sociale...* » (p. 529). Ce modèle a vécu, a eu son mérite, mais a surtout entraîné un taux élevé de déperditions scolaires. Ce qui n'a pas laissé indifférents certains chercheurs, surtout les médecins, les philosophes et les psychologues pour qui, l'échec d'un élève ne doit plus être attribué à ce dernier, mais au système qui ne lui convient pas. Ainsi a été théorisé un nouveau type de relation sociale fondé sur les « pédagogies actives ».

Des chercheurs tels que Maria Montessori et Ovide Decroly ont fait un ensemble de recherches qui ont contribué à un changement d'approche dans la relation éducative. Dans l'École nouvelle dont ces deux auteures peuvent être considérées comme des chantres, il est suggéré que la relation éducative soit désormais centrée sur l'apprenant et non plus sur le maître. Tout doit partir de ses besoins, de son projet, de ses prérequis (cognitif, affectif et conatif). Désormais, la non directivité caractérisée par l'écoute, le dialogue, la complémentarité est privilégiée à la directivité et doit toujours partir du projet de l'apprenant. C'est ce qui justifie de plus en plus la stratégie de suivi personnalisé. L'apprenant est au centre de sa formation. Le maître (enseignant, formateur) n'est qu'un guide, un facilitateur. Il n'est plus majoritaire, mais minoritaire, ou tout au moins entretient une relation égalitaire avec l'apprenant. C'est ce qui justifie même le choix du mot apprenant à celui de l'élève. Ce dernier terme semblant attribuer plus de responsabilités à celui qui apprend qu'à celui qui enseigne. C'est ce que s'est évertué à démonter Rogers dans une bonne partie de ses travaux, surtout en ce qui concerne la relation éducative dans l'optique du métier d'éducateur spécialisé.

Dans le cadre de l'éducation spécialisée, l'approche de la relation éducative de Rogers nous introduit dans la logique des travaux de Rouzel (2000) qui propose une approche singulière de l'action éducative fondée sur la psychanalyse et utilisant comme techniques d'approche la pratique et la parole.

Rouzel a travaillé à souligner la spécificité de la relation éducative et a soutenu l'idée qu'il est difficile que l'éducateur spécialisé soit neutre : si « *la relation engagée entre un éducateur et une personne en souffrance obéit aux aléas de toute relation humaine, cette rencontre singulière prend, en revanche, une toute autre dimension qu'une relation d'amitié et de camaraderie. D'une part, elle s'inscrit dans un projet, obéit à une mission, est garantie et contrôlée par une Institution, étant elle-même sous la tutelle d'un État ou d'une collectivité locale [...]. Du coup, la relation éducative est au centre de ces différents niveaux d'objectifs [...]. La relation éducative est le moyen d'agir dans le sens du changement des personnes en vue d'une meilleure insertion pour elles dans la communauté citoyenne* » (Rouzel, 2000, p.165).

On peut retenir de cette section sur la relation éducative que malgré les efforts faits par les éducateurs, surtout les éducateurs spécialisés, pour démocratiser au maximum cette relation éducative et la centrer sur l'apprenant, cette relation n'est pas neutre. Elle vise parfois des objectifs précis qui sont eux-mêmes des objectifs des institutions, voire des États. Ce qui met l'apprenant et l'éducateur dans une situation pas toujours confortable. Cependant, malgré cette difficulté de neutralité pour l'éducateur, les mécanismes sous-jacents à la relation éducative doivent être maîtrisés par les personnels de la santé, car ils sont avant tout des éducateurs spécialisés. La maîtrise de la relation éducative ou pédagogique est ainsi un support important pour la relation soignant-soigné.

7.2.2. La relation soignant-soigné

La relation soignant-soigné est celle qui s'établit entre un personnel soignant et un malade. Cette relation suit le même mode de fonctionnement que tous les autres types de relations sociales. Dans la plupart des cas, le personnel soignant est au centre de la relation et est considéré comme la majorité psychologique alors que le patient qui souffre et qui a besoin de l'expertise du personnel soignant est considéré comme une minorité psychologique qui ferait mieux de suivre les prescriptions et les conseils de ce dernier dont la mission consiste à soulager sa souffrance. Il s'agit ici d'un type de relation sociale tel qu'il a été développé dans le cadre du modèle biomédical où seul le personnel soignant est responsable du traitement.

La manière de concevoir la relation soignant-soigné qui précède est de plus en plus combattue par les théoriciens des structures modernes de santé au sein desquelles un intérêt particulier est davantage accordé au patient et à son entourage. Peu à peu, semble se développer un type de relation centré sur le patient comme cela a été suggéré dans le cadre de la relation éducative. Le personnel soignant doit faire des efforts pour ne plus se considérer comme un expert qui croit tout maîtriser. Il est un conseiller, un guide, un facilitateur qui doit, à travers une écoute neutre, c'est-à-dire sans s'impliquer ni juger, laisser et encourager le patient exprimer ses symptômes, ses doutes, son angoisse et autres.

Dans la relation soignant-soigné, le personnel soignant doit contribuer à l'observance thérapeutique qui n'est jamais la chose du monde la mieux partagée. Pour maximiser cette observance, le personnel soignant doit mettre à la disposition du patient une palette d'informations lui permettant de comprendre la nécessité d'une observance totale. Ces informations doivent toucher à l'évolution de la maladie, aux différentes formes de thérapie possible, à leurs avantages et inconvénients, au rétablissement, etc. Ainsi envisagée, la relation entre le patient et le thérapeute serait le lieu où le personnel soignant devrait exploiter toutes ses stratégies en matière de communication, une communication qui devrait dépasser le type de communication traditionnelle dans laquelle :

1)- l'information émanant du personnel de santé est celle d'un spécialiste : une information essentiellement objective et qui ne devrait souffrir d'aucune contestation ;

2)- le patient devrait se conformer à une observance totale ;

3)-les connaissances du personnel soignant sont le seul gage d'un bon traitement ;

4)- les représentations de la maladie n'auraient aucune influence.

Cette nouvelle manière d'appréhender la relation patient–thérapeute a permis des progrès dans les différents types de prises en charge. Certains l'envisagent sous forme de relation d'aide. D'autres se sont servis de cette nouvelle approche pour théoriser les prises en charge en psychologie clinique.

À la fin de cette réflexion sur les différents modes de relations sociales, nous pouvons dire que l'homme ne peut vivre ailleurs qu'en société. Il doit donc savoir comment vivre avec les autres. Nous l'avons montré à travers la définition et les caractéristiques de la relation sociale, une relation qui malgré son caractère nécessaire est complexe et exige des savoir-faire et surtout des savoir être essentiels pour le vivre ensemble. À partir des deux modes de relations sociales choisis (relations éducative et soignant-soigné), nous avons mené une réflexion visant à situer l'importance de la psychologie en général et de la psychologie sociale en particulier, pour le personnel soignant. La psychologie doit amener ce personnel à entretenir des relations harmonieuses avec leurs patients et collaborateurs. C'est pourquoi nous avons exposé dans ce travail quelques éléments saillants inhérents aux deux types de relations les plus proches de leur milieu professionnel (la relation éducative et la relation soignant-soigné). Cette réflexion permet de saisir en filigrane les raisons qui ont donné naissance à toute une spécialisation de la psychologie appelée « psychologie de la santé ».

7.3. La psychologie de la santé : une mise en cause du modèle biomédical

La psychologie de la santé s'inscrit dans le processus de mise en cause du modèle biomédical. Ce modèle, qui a eu le mérite de mettre en place une conception objective de l'homme en s'appuyant sur la théorie évolutionniste de Darwin (1870), considère l'être humain comme un être essentiellement biologique et qui a un fonctionnement semblable à celui des autres êtres de la nature. Cette nature biologique de l'homme a amené le modèle biomédical à s'articuler autour des sept principaux points suivants :

1. la causalité de la maladie qui peut être, soit interne (dysfonctionnement physiologique), soit externe (infection) ;

2. la responsabilité de la maladie qui est externe, c'est-à-dire que ce sont des agents autres que le sujet qui sont responsables de la maladie ;

3. le traitement de la maladie qui se fait par des techniques de médecine générale et spécialisée, avec notamment la vaccinothérapie, la chimiothérapie, la radiothérapie, etc. ;

4. les responsables du traitement qui sont prioritairement les personnels de santé ;

5. le rapport entre la santé et la maladie qui montre une dissociation nette entre les deux états : soit on est malade, soit on est en santé ;

6. la relation entre le corps et l'esprit qui sont définis comme deux entités spécifiques distinctes se déployant

indépendamment l'une de l'autre. Référence est faite au modèle dualiste traditionnel ;

7. le rôle de la psychologie dans la santé et la maladie : selon ce modèle, la maladie n'a aucune cause psychologique, mais elle peut tout de même entraîner des effets psychologiques.

Ces sept principaux points, qui caractérisent le modèle biomédical, ont consacré non seulement sa fécondité scientifique, mais ont aussi entraîné une abondante critique au XXe siècle. Cette critique transparaît de la médecine psychosomatique, de l'approche comportementale de la santé, de la médecine comportementale et surtout de la psychologie de la santé qu'on a déjà commencé à évoquer.

1) La médecine psychosomatique : il y a des maladies déterminées essentiellement par des facteurs psychologiques.

2) L'approche comportementale de la santé : prise en compte de l'interaction corps/esprit dans la représentation de la maladie qui peut être prévenue par une promotion des comportements de santé.

3) La médecine comportementale : promotion des comportements de santé, non plus seulement par la psychologie, mais aussi par toutes les autres sciences sociales.

La critique relative au modèle biomédical, telle que formulée par la médecine psychosomatique, l'approche comportementale de la santé et la médecine comportementale, s'appuie sur deux principales idées : 1)- le réductionnisme de l'homme à la seule dimension biologique qui semble entraîner une inefficacité au niveau de la prise en charge ; 2)- la négligence d'une promotion des comportements de santé qui apparaît plus clairement au niveau de l'approche comportementale de la santé et de la médecine comportementale. Cependant, la différence entre les deux approches tient au fait que la première est l'affaire de la psychologie alors que la seconde concerne toutes les autres sciences sociales y compris cette même psychologie.

La médecine psychosomatique développée à partir de la psychologie des profondeurs de Freud a introduit, dans la réflexion sur la santé, l'existence des maladies causées par des facteurs psychologiques. C'est ainsi que Freud (1974) a identifié l'existence d'une « paralysie hystérique ».

Intégrant les trois approches que nous venons d'évoquer, la psychologie de la santé semble aller plus loin dans la critique du modèle biomédical. La psychologie de la santé a été décrite par Matarazzo comme « *la synthèse des contributions éducatives, scientifiques et pratiques de la psychologie à la promotion et au maintien de la santé, ainsi qu'à la prévention et au traitement des maladies et des dysfonctionnements associés* » (1980, p. 815).

Dans le même sens que les trois approches qui précèdent, malgré une légère démarcation, la psychologie de la santé remet en cause le dualisme corps/esprit. Cette remise en cause transparaît assez aisément de la vision contraire que cette spécialisation a des sept aspects essentiels du modèle biomédical dont on a parlé. Cette position est contenue dans les différents points ci-dessous :

• en ce qui concerne les causes de la maladie, la psychologie de la santé ne se limite pas aux seuls facteurs biologiques, mais identifie un ensemble de facteurs complexes : biologiques, psychologiques, sociaux et culturels ;

• en ce qui concerne la responsabilité de la maladie, le patient n'est plus exclu. On le considère comme en partie responsable de celle-ci parce qu'ayant développé des comportements à risque. La société et l'environnement y ont aussi leur part de responsabilité ;

- en ce qui concerne le traitement de la maladie, ce n'est plus seulement l'affaire des seuls personnels de santé, mais aussi celle de l'individu lui-même qui doit changer de comportement ainsi que son entourage qui doit éviter des comportements dangereux (généralement appelés comportements à risque) pour la sécurité des uns et des autres ;

- en ce qui concerne le rapport entre la santé et la maladie, il n'y a plus de frontière entre les deux états ; l'individu pouvant à tout moment passer d'un état à un autre. La psychologie de la santé propose de le situer dans un continuum où il pourra aller, d'une part de la « bonne » santé à la maladie ou de la maladie à la « bonne » santé, d'autre part ;

- en ce qui concerne la relation entre le corps et l'esprit, ces deux entités sont désormais perçues comme en interaction. Plus concrètement, on dit que le corps influence l'esprit et l'esprit influence le corps ;

- en ce qui concerne le rôle de la psychologie dans la santé et la maladie, on peut retenir que la maladie a non seulement des conséquences sur le fonctionnement psychologique, mais que des facteurs psychologiques peuvent aussi déclencher des maladies.

La psychologie de la santé est fondée sur un double objectif : premièrement comprendre, expliquer et tester une théorie ; deuxièmement, mettre cette théorie en pratique (Ogden, 2007).

En ce qui concerne le premier objectif, il s'agit :

- d'évaluer le rôle des comportements dans l'étiologie de la maladie (ex : fumer peut causer un cancer de poumon) ;

- de prédire les comportements qui sont responsables des maladies (ex : manger gras peut causer l'obésité) ;

- d'évaluer l'interaction entre psychologie et physiologie ;

- d'étudier le rôle de la psychologie dans la maladie (ex : le stress peut entraîner les maladies cardiovasculaires) ;

- d'évaluer le rôle de la psychologie dans le traitement de la maladie (un bon climat psychologique peut favoriser la disparition de certaines maladies).

En ce qui concerne le second objectif, on peut dire qu'il s'agit de promouvoir les comportements bons pour la santé (ex : changer les croyances responsables de la maladie : avoir des rapports sexuels sans préservatif sous prétexte que le SIDA est un « Syndrome Inventé pour Décourager les Amoureux ») et de prévenir les maladies (ex : éduquer le personnel de santé à améliorer sa capacité de communication).

La psychologie de la santé est un domaine en plein essor. Cette spécialisation est enseignée dans les filières de psychologie comme une option. Elle est aussi enseignée comme cours connexe dans les filières des sciences de la santé et dans les filières de formation paramédicale. Il est possible de se spécialiser de nos jours en psychologie de la santé. Cette spécialisation se subdivise en deux catégories :

- le psychologue clinicien dans le domaine de la santé est un spécialiste qui rassemble « *la psychologie clinique avec l'attention qu'elle porte sur l'évaluation et la prise en charge des personnes en détresse... et le champ de la psychologie de la santé* » (Belar & Deardof, 1995) ;

- le psychologue de la santé est une personne qui a une formation spécialisée en psychologie et qui travaille dans le domaine de la santé (Odgen, 2008).

Dans ce chapitre, nous avons mis en évidence le fait que l'individu est un animal social qui ne peut vivre ailleurs qu'en société, et que cette vie en société exige certains comportements indispensables pour le vivre ensemble. C'est ce qui nous a conduit à présenter la relation sociale comme complexe, parce que constituée de caractéristiques particulières, lesquelles doivent être maîtrisées par les travailleurs sociaux en général et le personnel soignant en particulier. Cette idée invite à dépasser le modèle biomédical dans le processus de prise en soins et à utiliser un modèle plus englobant comme le modèle bio-psycho-social suggéré par Anderson. Envisager ainsi le travail du personnel soignant laisse transparaître en filigrane l'importance de la psychologie de la santé.

Cette réflexion a pour objectif d'introduire le domaine de la psychologie de la santé. Il s'agit de présenter dans un ensemble de chapitres, les éléments théoriques et méthodologiques de la psychologie qui ont contribué au développement de la théorisation concernant l'étude de la relation comportements/santé. Dans un premier temps, on établit la place des croyances dans la santé (chapitre *huitième*). Dans un deuxième temps, celle des représentations sociales (chapitre *neuvième*) et dans un troisième temps les différents contours de l'observance thérapeutique (chapitre *dixième*).

Chapitre huitième

Croyances et santé

Les croyances sont les plus « *énigmatiques opérations de l'esprit* ». Par conséquent, elles contribuent à orienter une bonne partie de nos comportements. Cette idée est aussi manifeste dans le cadre de la santé. On observe que les croyances d'un sujet influencent les comportements de ce dernier qui peuvent être soit des comportements pro santé, soit des comportements anti santé ou à risque.

La relation qu'on peut établir entre croyances et maladies justifie la place de ce chapitre où nous allons examiner succinctement et progressivement quatre points :

1. les comportements de santé ;
2. les théories naïves de la santé ;
3. la prédiction des comportements ;
4. les modèles de la santé (cognitifs et sociocognitifs).

8.1. Les comportements de santé

Dans cette partie, nous envisageons deux principaux points : la définition des comportements de santé et l'importance de l'étude de ces comportements de santé.

8.1.1. Essai de définition

Les définitions de Kasl et Cobb (1966) et de Matarazzo (1984) cités par Fontaine (2001) permettent une clarification du concept de comportement de santé. Selon les deux premiers auteurs, il existe trois types de comportements relatifs à la santé :

- les comportements de santé qui permettent de maintenir une bonne santé (ex : manger sainement) ;

- les comportements de santé qui visent à remédier à une maladie (ex : aller consulter un médecin) ;

- les comportements de santé qui désignent tout ce qui fait aller mieux (ex : suivre la prescription du médecin).

Selon le troisième auteur, les comportements de santé peuvent être distingués en deux types :

- les comportements dangereux pour la santé qu'il appelle « *comportements pathogènes* » (ex : fumer, manger gras) ;

- les comportements de protection qu'il appelle « *comportements immunogènes* » (ex : passer un examen de santé).

À partir des définitions qui précèdent, nous pouvons dire des comportements de santé qu'ils sont ceux qui ont une influence sur l'état de santé d'un individu. Cette influence amène à s'interroger sur l'importance d'étudier ces comportements de santé.

8.1.2. L'importance d'une étude des comportements

Le premier argument qui milite en faveur d'une étude des comportements de santé est fondé sur le déclin des maladies infectieuses qui, contrairement à ce qui est communément admis (ce sont les interventions médicales qui ont entraîné ce déclin : vaccinothérapie, chimiothérapie, radiothérapie…), pourrait s'expliquer par des facteurs psycho-sociaux ayant contribué à l'amélioration de la qualité de vie : « *Les raisons qui ont abouti à la prédominance des maladies infectieuses depuis le temps de la première révolte agricole il y a 10.000 ans sont la sous-nutrition, les risques naturels et la surpopulation. Les mesures qui ont provoqué leurs déclins après la révolution agricole et industrielle moderne sont de toute évidence une amélioration de l'alimentation, une meilleure hygiène et la contraception »* (Mc Keown, 1979, p. 117).

Le deuxième argument qui justifie la nécessité d'une étude des comportements de santé est qu'il existe une relation étroite entre comportements et mortalité. Cette idée montre que les individus, de par les comportements à risque qu'ils adoptent eux-mêmes, sont en partie responsables de leur décès. Cet argument s'inscrit en faux par rapport à celui évoqué par le modèle biomédical selon lequel l'individu serait étranger à sa maladie. La relation entre comportements et mortalité transparaît de l'étude de Doll et Petto (1981) qui ont identifié les facteurs responsables de la plupart des décès dus au cancer : la consommation d'alcool (3%), la consommation de tabac (30%), le régime alimentaire (35%), les comportements sexuels et de reproduction (7%). Ainsi, l'un des aspects qui devraient interpeller les spécialistes en santé publique serait la promotion des comportements sains qui sont susceptibles d'augmenter l'espérance de vie.

La troisième raison qui sous-tend l'importance d'étudier les comportements se justifie par l'influence de ceux-ci sur la longévité chez l'homme. Cette influence peut transparaître d'une comparaison entre l'espérance de vie en France (83 ans) et l'espérance de vie au Cameroun (55 ans). La relation entre comportements et longévité apparaît plus nettement de la comparaison entre trois pays industrialisés : la France, la Belgique, le Canada et les Abkhaziens de Géorgie où cette espérance est nettement plus élevée chez ces derniers (400/100.000 personnes vivent au-delà de 100 ans et l'Abkhazien le plus âgé semble avoir vécu 170 ans) que chez les premiers (10 à 30/100.000 personnes vivent au-delà de 100 ans).

Weg (1983), cité par Ovide Fontaine (2001), a mis en évidence les facteurs explicatifs de la longévité des Abkhaziens. Il a ainsi décrit six facteurs susceptibles d'expliquer cette longévité : les facteurs génétiques, les activités vigoureuses, un régime pauvre en graisses saturées et en viande et riche en fruits et en légumes, pas de consommation d'alcool et de nicotine, un haut niveau de support social, un faible niveau de stress ressenti.

D'autres études se sont aussi intéressées à la longévité des individus (Belloc & Breslow, 1972 ; Belloc, 1973 ; Breslow & Enstrom, 1980) et ont établi une corrélation entre comportements et mortalité. Ces travaux ont montré que six principaux comportements sont associés à la bonne santé (dormir 7-8 heures par jour ; prendre un petit-déjeuner tous les jours ; ne pas fumer ; manger rarement entre les repas ; ne pas être éloigné d'un poids normal ; ne pas consommer de l'alcool ou le faire modérément ; faire régulièrement de l'exercice physique).

Nous venons d'évoquer l'importance de l'étude des comportements en ce qui concerne la santé des individus. Ces comportements sont responsables de la bonne santé et de la longévité (comportement immunogène) ou de la maladie et de la mortalité (comportement pathogène). Cette idée amène à travailler pour la promotion des comportements de protection. Cependant, se comporter de manière dangereuse n'est pas toujours fondé sur la mauvaise foi. Une telle attitude peut s'expliquer par le traitement de l'information relative au risque. Il peut arriver que l'individu ne perçoive pas le danger, le sous-estime ou alors le recherche à cause de son traitement de l'information, attitude que certains ont expliquée à partir des théories naïves de la santé ; théories sur lesquelles sont fondées certaines considérations sur la maladie.

8.2. Les théories naïves de la santé

Les sociologues de la santé et les anthropologues sociaux, à travers une approche plus qualitative que quantitative, ont étudié les croyances relatives à la santé en les assimilant aux « théories naïves » (expression qui n'a rien de péjoratif et désigne tout simplement les théories qui ne sont pas construites sur un modèle expert : ce sont les « théories du sens commun ») de la santé. Selon eux, ces théories naïves sont aussi élaborées que les théories « sophistiquées » de la médecine, même si elles peuvent être différentes et influencent les comportements de santé. En ce qui concerne le rhume qui fait partie des maladies du système respiratoire supérieur, la médecine y voit une conséquence d'une infection causée par un virus alors que les théories naïves y voient une conséquence des facteurs tels que chaud/froid ou alors sec/humide (Helman, 1978). Ces théories naïves permettent par exemple de comprendre pourquoi les mères des classes ouvrières avaient tendance à considérer la maladie comme incontrôlable et à développer une conception fataliste de leur santé (Pill & Scott, 1982) ou encore pourquoi malgré le danger que représente la cigarette pour celles des femmes qui en consomment, elles rapportent que celle-ci est nécessaire pour réduire leur stress (Graham, 1987).

L'impact des théories naïves sur la maladie amène à repenser la relation patient/thérapeute, car aucune communication ne serait possible entre ces deux partenaires en interaction s'ils partagent des croyances différentes sur la santé. Ces théories naïves permettent par ailleurs de prédire les comportements de santé.

8.3. La prédiction des comportements de santé

Les psychosociologues travaillent à démontrer que les croyances sont de puissants prédicteurs des comportements. Cette idée transparaît d'une étude de Leventhal et al. (1985) qui identifient un ensemble de facteurs permettant de prédire les comportements. Parmi les six facteurs mis en évidence par cette étude, les croyances du patient et celles des professionnels de santé semblent occuper une place de choix dans la prédiction des comportements de santé. Plusieurs approches psychologiques s'inscrivent dans cette logique. Dans la suite de notre propos, nous présentons succinctement la théorie de l'attribution, le locus de contrôle de la santé, la théorie de l'optimisme irréaliste et le modèle transthéorique du changement comme supports théoriques à la prédiction des comportements de santé.

8.3.1. La théorie de l'attribution

Initié par les travaux de Heider (1944, 1958), le champ des attributions occupe une place essentielle en psychologie sociale. La théorie de l'attribution amène à considérer les individus comme des acteurs sociaux toujours motivés à expliquer, soit leurs propres comportements (auto-attribution), soit ceux des autres (hétéro-attribution).

À la suite de Heider, Kelly (1967, 1972) a apporté sa contribution en théorisant une schématisation de l'attribution qui comprend les trois principaux éléments suivants :

- la distinctivité : le stimulus déclencheur du comportement est-il spécifique ou différent ?
- le consensus : le comportement déclenché par le stimulus se manifeste-t-il chez les personnes différentes de la même manière dans les mêmes conditions ?
- la consistance : le comportement déclenché est-il stable dans les différentes situations ?

Cette théorie de l'attribution permet en même temps d'attribuer les comportements de santé. Les comportements de santé des individus sont ainsi fonction des attributions qu'ils font de la santé, de la maladie et de la représentation qu'ils ont du pouvoir sur ces deux états. En référence à ce que nous venons de dire, nous constatons que les comportements de santé sont fonction du type d'attribution dont on a parlé (auto-attribution et hétéro-attribution).

En ce qui concerne l'auto-attribution (qui est généralement attribuée à la santé), on constate qu'elle entraîne un comportement de responsabilité et un sentiment de contrôle sur la maladie. C'est par exemple le cas de ceux des patients diabétiques qui choisissent de continuer leurs injections quotidiennes que d'opter pour une autre forme de thérapie où le contrôle dépendrait plus des autres.

En ce qui concerne l'hétéro-attribution (généralement attribuée à la maladie), on constate qu'elle entraîne un comportement de non responsabilité et un sentiment de non contrôle de la maladie. Ce va-et-vient entre l'externalité et l'internalité de l'attribution de la maladie a conduit les chercheurs à théoriser le locus de contrôle de la santé.

8.3.2. Le locus de contrôle de la santé

Appliqué au domaine de la santé, dans la même logique que celle des attributions, le locus de contrôle appréhende l'étiologie des maladies à travers l'internalité et l'externalité qui ont chacune des implications pratiques.

Le sujet interne est celui-là qui a le sentiment que les évènements et sa santé sont contrôlés par lui-même d'où sa responsabilité, ce qui n'est pas le cas chez le sujet externe qui pense que les évènements et sa santé sont entre les mains du destin (« *si je suis bien ou pas est une affaire de chance* ») ou sous le contrôle d'autrui tout-puissant (« *je ne peux faire que ce que les médecins me disent de faire* »).

Le locus de contrôle peut être considéré comme une stratégie permettant non seulement de comprendre les comportements de santé d'une personne, mais aussi d'imprimer un changement de comportements « dits mauvais ». Cependant, le locus de contrôle suscite des difficultés épistémologiques. On se demande s'il s'agit d'un trait ou d'un état, s'il est possible à la fois d'être interne ou externe ou encore si le fait d'aller consulter un médecin serait une attitude interne ou externe (Ogden, 2008). Toutes ces questions nous amènent à aborder l'optimisme irréaliste, autre manière de prédire les comportements de santé.

8.3.3. L'optimisme irréaliste

L'optimisme irréaliste est un type de traitement de l'information qui, dans le domaine de la santé, amène l'individu à résister aux changements de comportements à risque. Cette résistance se justifie par le fait que l'optimisme irréaliste est un processus cognitif qui filtre la perception du danger et justifie la nécessité du comportement à risque.

L'optimisme irréaliste a été étudié par Weinstein (1983, 1984) qui a établi que l'individu fonctionne toujours comme s'il avait moins de chance de contracter la maladie que d'autres personnes de son âge et de son sexe. Quatre facteurs cognitifs sont sous-jacents à ce comportement :

- le manque d'expérience personnelle du problème ;
- l'idée que le problème est inévitable par un comportement adapté ;
- la croyance que si le problème n'est pas encore apparu, il n'apparaîtra pas ;
- la croyance que le problème est rare.

De l'optimisme irréaliste, on retient que les individus ont tendance à traiter les informations relatives aux maladies comme quelque chose qui n'arrive qu'aux autres, « les malchanceux ». Ils se sentent moins concernés parce qu'ils se perçoivent comme « immunisés ». C'est la raison pour laquelle le personnel de santé ne doit plus être étonné en observant cette masse de rebelles qui s'agitent au jour le jour, proclamant héroïquement leurs caractères particuliers et en renforçant les comportements à risque que certains esprits avisés cherchent à réduire, ce qui nous conduit à nous intéresser au modèle transthéorique du changement, qui a eu le mérite de théoriser une certaine forme de changement d'attitude en ce qui concerne la santé.

8.3.4. Le modèle transthéorique du changement (MTC)

Théorisé par Prochaska et Diclemente (1982), le modèle transthéorique du changement (MTC) est fondé sur 18 thérapies et met en évidence les processus qui pourraient déclencher et maintenir le changement. Il est constitué des cinq principales étapes suivantes :

1. la préconsidération : la personne n'a pas l'intention de changer de comportement ;

2. La considération : la personne considère l'opportunité de changer de comportement ;

3. la préparation : la personne a décidé de changer de comportement et a un plan d'action ;

4. l'action : la personne modifie significativement son comportement ;

5. la maintenance : passée la période d'action, le changement est maintenu durablement.

Le MTC semble séduire par sa fécondité épistémologique et sa rigueur. Il met une fois de plus en évidence l'importance des croyances dans les comportements de santé. En tant que système de traitement de l'information, le sujet humain s'appuie toujours sur les croyances en vigueur dans son milieu ambiant pour poser des actes vis-à-vis de sa santé ou de celle des autres. C'est pour cette raison que la plupart des modèles qui s'intéressent à la santé ont toujours une dimension sociocognitive.

En dehors du MTC que nous venons de développer, d'autres modèles ont été développés en psychologie de la santé et convergent tous vers l'idée que les croyances influent d'une manière ou d'une autre sur nos comportements de santé. Dans la suite de cette réflexion, nous présentons certains de ces modèles.

8.4. Les modèles de la santé (cognitifs et sociocognitifs)

Divers modèles et théories ont été élaborés par les psychologues de la santé. Ces modèles ont pour objectif non seulement de décrire les croyances de santé, mais aussi de promouvoir des techniques susceptibles de réduire des comportements à risque. Parmi ces modèles et théories, nous présentons, dans la suite de notre propos, le modèle des croyances de santé (HBM), la théorie de la motivation à la protection (PMT) et le modèle des croyances parallèles.

8.4.1. Le modèle des croyances de la santé (HBM)

Initialement conçu par Rosenstock (1966) et Becker et al. (1975) pour prédire des comportements de précaution et de réponses comportementales aux traitements chez les patients atteints de maladies aiguës ou chroniques, le HBM (Health Believe Model) a été élargi plus tard à la prédiction des comportements de santé. Le HBM est fondé sur cinq principaux éléments. Ces cinq éléments tournent tous autour de la perception de la maladie qui est le processus par lequel l'individu tire des informations relatives à sa santé de son environnement et les traites. Le HBM postule que les comportements sont prédits par un ensemble de croyances centrales qui ont été redéfinies au fil des années. À l'origine du HBM, les croyances centrales portaient sur la perception de :

- la vulnérabilité, c'est-à-dire les chances pour un individu de contracter une maladie ;
- la gravité de la maladie, c'est-à-dire le fait de considérer une maladie comme étant grave, à l'exemple du cancer du poumon ;
- les coûts associés à l'adoption des comportements de santé (coûts financiers, matériels, mais surtout psychologiques. Ex : « *arrêter de fumer me rendrait irritable* ») ;
- les bénéfices associés à l'adoption des comportements de santé (« ex : *arrêter de fumer me fait économiser de l'argent* ») ;
- les incitations à agir qui peuvent être internes (« ex : *avoir le souffle court* ») ou externes (« *informations reçues via les brochures* »).

Avec le HBM, on est une fois de plus confronté à l'influence des croyances sur les comportements de santé. Ce sont ces croyances qui orientent toutes les perceptions au point où on pourrait dire que nous ne percevons pas les choses telles que nos croyances voudraient qu'on les perçoive. Ces croyances vont ainsi influencer la vulnérabilité du sujet, sa perception de la gravité de la maladie, sa perception des coûts associés à la maladie et celle des incitations à agir. Ainsi, on pourrait considérer le HBM comme un support important pour le personnel de santé.

Cependant, malgré la richesse du HBM, il a fait l'objet d'une abondante critique qui lui reproche tour à tour :

1- sa centration sur les traitements conscients de l'information ;

2- sa centration sur l'individu ;

3- l'absence de prise en compte des facteurs émotionnels comme la peur ou le déni.

Ces quelques limites du HBM ont amené certains chercheurs à élargir ce modèle en mettant au point la théorie de la motivation à la protection (PMT).

8.4.2. La théorie de la motivation à la protection (PMT)

Rogers (1975, 1983, 1985) a élargi le HBM en théorisant la PMT. Historiquement, cette théorie a été développée dans le cadre des travaux sur l'appel à la peur et a été par la suite adaptée à une perspective générale qui est celle de la persuasion. Selon cette théorie, la motivation des sujets à s'engager dans des comportements de santé dépend de quatre facteurs : la gravité perçue des événements (ex : « *le cancer du rectum est une maladie grave* » : cela reprend le HBM), la probabilité perçue de l'occurrence des événements, ce que le HBM appelle la vulnérabilité perçue (ex : « *mes chances de contracter le cancer sont élevées* ») ; l'efficacité perçue de la réponse (ex : « *changer mon alimentation améliorerait ma santé* ») et l'auto-efficacité (ex : « *J'ai confiance en mes capacités à changer mon alimentation* »).

La PMT a pour objectif de prédire les intentions comportementales (ex : *J'ai l'intention de changer de comportement*). Les facteurs de la PMT sont eux-mêmes corrélés aux comportements et s'appuient sur une base émotionnelle qui est la peur engendrée par l'information d'éducation à la santé (Ogden, 2008). Plus concrètement, la gravité, la vulnérabilité et la peur sont impliquées dans l'évaluation de la menace tandis que l'efficacité de la réponse et l'auto-efficacité sont impliquées dans l'efficacité du coping. Deux types d'informations influencent les différents éléments de la PMT : environnementales (ex : persuasion et apprentissage par observation) et interpersonnelles (ex : expérience passée).

Comme le HBM, la PMT prédit le comportement à partir de la peur suscitée par l'information fournie au cours des séances d'éducation à la santé. Cette peur peut amener à adopter des comportements de prévention. Ogden (2008) postule qu' « *appliquée au changement d'alimentation, la PMT ferait les prédictions suivantes : l'information au sujet des risques coronariens ou cardiovasculaires engendrés par une alimentation riche en graisse va provoquer de la peur, augmenter la gravité perçue de ces maladies et augmenter la vulnérabilité perçue à ces maladies. Si par ailleurs la personne a confiance en ses capacités de changer de comportement (auto- efficacité) et a le sentiment que ce changement serait utile (efficacité de la réponse), elle va rapporter une forte intention de changer de comportement (intention comportementale), ce qui sera considéré comme une réponse adaptée* » (p. 31).

Ainsi, les deux modèles qui précèdent (HBM et PMT) ont pour point d'ancrage l'appel à la peur. Il semble à l'analyse que cette peur peut devenir problématique. L'idée était que le fait de faire peur aux gens, par le biais de messages inquiétants en ce qui concerne le risque que l'on encourt à ne pas adopter des comportements préventifs, était le moteur (drive) d'une motivation à agir, à réduire l'état émotionnel déplaisant (fear-drivemodel). Si le message contient des conseils comportementaux rassurants, la menace peut être atténuée et l'exécution des comportements de prévention devient probable. Si l'exécution du comportement de prévention n'entraîne pas une réduction de la peur, les sujets ont alors des réactions de défense inappropriées, il y a déni de la menace, évitement des messages induisant la peur ; bref évitement. Il se pose donc ici un problème de dosage de la peur, tel que cela se fait dans le modèle des réponses parallèles.

8.4.3. Le modèle des réponses parallèles

L'attitude qui précède suscite la question de savoir quel niveau de peur induire chez les sujets ; un niveau moyen d'appel à la peur chez les sujets les conduisant à adopter des réponses qui sont les plus appropriées alors que de hauts niveaux de peur induisent des réponses inappropriées. Un niveau bas d'appel à la peur serait inefficace. Un trop grand appel à la peur conduit les sujets à minimiser le danger, la gravité, la crédibilité de la source de persuasion, à critiquer le fond du message, à sélectionner les arguments. C'est une courbe d'influence en U de l'effet de la menace. L'équilibre à trouver pour que les messages soient efficaces a été recherché et décrit par Leventhal (1970) dans son modèle des réponses parallèles (Parallel Response Model).

Dans son modèle, Leventhal distingue ce qu'il appelle le contrôle du danger, du contrôle de la peur. Le contrôle du danger consiste, de la part d'un sujet, à trouver les comportements qui permettent réellement de réduire le danger alors que le contrôle de la peur consiste à trouver les réponses qui permettent de réduire les menaces émotionnelles (éviter le message ou nier la menace). Autrement dit, lorsqu'il y a une menace, un message qui fait peur, les sujets ont la possibilité de contrôler, soit le danger que souligne le message, soit de contrôler la peur que provoque le message.

Si le message fait trop peur, les sujets cherchent à contrôler leurs émotions et ils n'adopteront pas les comportements de prévention. Mais, qu'est-ce qui peut jouer dans la balance ? Le modèle a été enrichi d'autres points afin de déterminer les orientations de coping (contrôle du danger et contrôle de la peur) : l'aptitude à réaliser le comportement de prévention et l'efficacité de la réponse à réduire la menace. Autrement dit, l'auto-efficacité que Bandura (1986) définit comme la capacité perçue par le sujet de pouvoir mettre en œuvre le comportement de prévention, la croyance de pouvoir adopter un comportement.

À la fin de ce chapitre huitième portant sur les croyances et la santé, nous pouvons considérer les croyances comme étant les principaux facteurs qui déterminent les comportements de santé. L'influence des croyances sur les comportements de santé touche à la prédiction, la représentation et la prise en charge de la maladie.

L'influence de ces croyances sur la santé nous a conduit à évoquer les théories naïves de la santé, car il nous est apparu que les attributions faites par le commun des mortels sur la santé étaient aussi sophistiquées que celles faites par le personnel de santé et ce sont d'ailleurs ces attributions qui orientent prioritairement les comportements de santé. C'est ce qu'on développe en parlant du locus de contrôle de la santé et de l'optimisme irréaliste. Ces deux théories nous ont amené à réfléchir sur les stratégies de changement d'attitude. Aussi avons-nous examiné le modèle transthéorique du changement, le modèle des croyances de santé et la théorie de la motivation à la protection.

Toutes ces théories ainsi que tout ce qui précède nous ont amené à constater qu'en matière de santé, l'individu ne se limite pas à l'information empiriquement repérable. Il mobilise un ensemble de dimensions cognitives. Les cognitivistes diront qu'il traite l'information relative à la maladie ou tout simplement qu'il a des représentations de la maladie.

Chapitre neuvième

Les représentations de la maladie

Dans le chapitre précédent, il a été question de montrer l'influence des croyances sur la santé et la maladie. Ce chapitre neuvième s'inscrit dans la même trajectoire et établit une relation étroite entre les représentations et la santé. Face à une situation de santé ou de maladie, l'individu recourt à ses croyances pour donner un sens à son état, faire un choix d'action et surtout mobiliser un ensemble de stratégies d'ajustement ou de réajustement. Ce chapitre nous amène à réfléchir sur la signification de la maladie et celle de la santé, sur les représentations de la maladie et à présenter succinctement le modèle de l'autorégulation.

9.1. Significations de la santé et de la maladie

Chez tout individu ou groupe d'individus, il existe une signification particulière à donner à la santé et à la maladie au point où la signification donnée par l'OMS ou par les dictionnaires de médecine spécialisée n'aurait de sens que pour ces structures. La conception de la santé et celle de la maladie semblent s'exclure d'une conception universaliste et nous plongent dans le domaine de la relativité. Toutefois, dans une argumentation scientifique, il nous semble indispensable de nous appesantir sur ces deux notions.

9.1.1. Signification de la santé

La signification donnée à la santé est polysémique. La plupart des catégories sociales qui essayent de donner une certaine lisibilité à la notion de santé semblent incapables de converger vers une même définition. Confronté à cette difficulté, il nous semble opportun d'aborder cette notion à travers les cinq principales approches qui apparaissent de manière récurrente dans la littérature psychologique (Ogden, 2008) : l'approche occidentale, l'approche de la santé comme absence de maladie, l'approche de L'OMS, l'approche anthropologique et l'approche psychologique.

L'approche occidentale considère l'état de santé comme une norme. Dans ce sens, tout homme normal devrait être en bonne santé. La deuxième approche qui cherche à cerner la notion de santé procède par opposition à la notion de maladie. Par conséquent, être en santé signifie tout simplement ne pas être malade. La troisième approche de la notion de santé est la conception de l'OMS qui semble englober toutes les conceptions des professionnels de santé et considère la santé comme un état de bien-être global. La quatrième approche de la notion de santé a été théorisée par l'anthropologue (Helman, 1978) qui définit la santé par rapport à l'humeur et aux théories naïves. La cinquième notion de santé dérive de l'approche psychologique et identifie trois principaux éléments qui la caractérisent : 1)- le vacuum (absence de maladie) ; 2)- la réserve de santé (force physique et résistance à la maladie) ; 3)- l'équilibrium (état positif de bien-être) (Herzlich, 1973). Ces différentes approches de la notion de santé permettent de donner une certaine signification non seulement à la santé, mais aussi à la maladie.

9.1.2. Signification de la maladie

La signification que nous donnons à la maladie s'inspire de celle que lui donne Lau (1995). Pour cet auteur, être malade transparaît des différents points suivants :

- le fait de ne pas se sentir dans son état normal (« *je ne me sens pas bien* ») ;

- l'évocation des symptômes spécifiques (« *physiologiques, psychologiques* ») ;

- l'évocation des conséquences de la maladie (« *je ne peux pas faire ce que j'ai l'habitude de faire* ») ;

- l'évocation de la chronologie/durée (« *depuis combien de temps durent les symptômes ?* ») ;

- l'absence de santé.

Ces principales dimensions de la maladie évoquées par Lau peuvent entraîner chez les individus une certaine manière de considérer la maladie à partir d'un ensemble de cognitions, mieux de représentations de la maladie. Ainsi, étudier les représentations de la maladie s'avère primordial en psychologie de la santé.

9.2. Les représentations de la maladie

Pour Leventhal et al. (1980, 1984 1997a, 1997b) et Leventhal et Nerenz (1985), les représentations de la maladie jouent un rôle fondamental pour le patient. Issues du bon sens ou encore des théories implicites propres à chaque patient et relatives à sa maladie, elles lui fournissent un cadre conceptuel susceptible de lui faciliter la compréhension de sa maladie et de l'aider à se réajuster à partir des informations tirées de ses signes évocateurs.

L'importance que les représentations de la maladie jouent pour le patient a amené Leventhal et ses collaborateurs, à travers une série d'entretiens sur des patients souffrant de maladies chroniques, à identifier cinq principales dimensions de ces représentations : l'identité, la cause, la chronologie, les conséquences, la curabilité et la contrôlabilité de la maladie.

1- *L'identité* : elle est en rapport avec l'étiquette attribuée à la maladie (« *j'ai un rhume – diagnostic – c'est normal dans le cas du nez qui coule* »).

2- *La cause perçue de la maladie* : il existe généralement des causes biologiques (virus ou lésions) et des causes psychologiques (stress, tabagisme). Dans ce dernier cas, il arrive souvent que des patients aient des représentations à partir des modèles causaux variables (« *mon rhume a été causé par un virus ou par la fatigue* »).

3- *La chronologie* : les patients s'intéressent toujours à la durée de leur maladie. Celle-ci peut être ponctuelle (« *à court terme, ex. d'une grippe* ») ou alors chronique (« *à long terme, ex. du diabète* »).

4- *Les conséquences* : les croyances des patients se réfèrent aussi aux conséquences de la maladie sur leur vie. Ces conséquences peuvent se situer au niveau physique (ex : « *la douleur, le manque de mobilité* »), psychologique ou émotionnel (ex : *la solitude, la perte du contact social*) ou une combinaison de facteurs (ex : « *mon rhume va m'empêcher de jouer au football, ce qui va m'empêcher de voir mes amis* »).

5- *La curabilité et la contrôlabilité* : le patient évalue la force de la maladie. Cette évaluation l'amène à se poser la question de savoir si la maladie peut être traitée ou guérie ou alors si cette dernière est contrôlable par lui-même ou par autrui.

À ce niveau de notre réflexion, en prenant la norme occidentale comme norme de référence en ce qui concerne la maladie et la santé, on constate que l'individu n'est jamais passif face à la maladie. Les représentations de la maladie, c'est-à-dire les différentes constructions mentales faites sur la maladie seront essentielles dans la lutte pour la survie. En fait, même si on constate que certaines personnes souhaiteraient quitter ce monde avec un corps encore plein de vigueur, il est manifeste que la majorité des personnes aimerait vivre le plus longtemps sur terre et de préférence en bonne santé. Ce désir de vivre le plus longtemps possible et en bonne santé entraîne la mise en œuvre d'un ensemble de mécanismes d'autorégulation face à la maladie. Les psychologues ont théorisé tout un modèle pour mettre en évidence le processus d'adaptation à la maladie. C'est le modèle de l'autorégulation.

9.3. Modèle de l'autorégulation de la maladie

Leventhal (1989) et Leventhal et al. (1997b) ont décrit le modèle de l'autorégulation en s'appuyant sur l'idée que la résolution du problème est inhérente au fonctionnement d'un individu. Ils ont ainsi montré qu'au même titre que tous les autres problèmes, l'individu confronté à une maladie, c'est-à-dire à un problème de santé, fait des efforts autant que faire se peut pour gérer les symptômes de cette dernière. Cette résolution du problème se déroule en trois principales phases : l'interprétation, le coping et l'évaluation.

9.3.1. L'interprétation

Dans le modèle de l'autorégulation, l'interprétation apparaît non seulement comme la première phase, mais aussi comme celle qui donne un sens à la maladie. Cette interprétation peut avoir deux principales sources : une source personnelle à travers une perception de symptômes que l'individu essaye d'analyser lui-même et d'en donner un sens et une source sociale où le personnel soignant communique un message ou une information au patient. Dans l'un et l'autre cas, l'interprétation de la maladie amène à construire mentalement une solution au problème. Cette construction est toujours fonction des croyances du sujet qui essaye de s'ajuster à la maladie. Cet ajustement porte sur l'identité, la cause, les conséquences, la chronologie, la curabilité de la maladie dont on a parlé. Après l'interprétation, l'individu passe au deuxième stade qui est celui du coping.

9.3.2. Le coping

Le coping désigne un ensemble de stratégies, c'est-à-dire de réponses cognitives, affectives ou comportementales mises en œuvre par une personne pour s'adapter à une situation problématique (Ogden, 2008). Les stratégies de coping recherchent essentiellement l'ajustement, mieux l'adaptation.

Il existe deux principales stratégies de coping :

- le coping par approche (ex : « *prendre des cachets, aller chez le médecin, parler à ses amis de ses émotions* ») ;

- le coping par évitement (ex : « *le déni, les pensées irréalistes* »).

Qu'il s'agisse du coping par approche ou du coping par évitement, on constate que chacune des deux stratégies permet à l'individu de faire une évaluation, laquelle facilite sa gestion de la situation.

9.3.3. L'évaluation

Au niveau du 3e stade du processus d'adaptation, les individus essayent d'évaluer l'efficacité de la stratégie de coping mise en œuvre. Cette évaluation débouche sur deux cas possibles : 1)- la stratégie est efficace pour l'ajustement : par conséquent, l'individu la conserve ; 2)- la stratégie semble pratiquement inefficace : ce qui amène le sujet à l'abandonner et à mettre en place une nouvelle stratégie.

Nous pouvons retenir du modèle d'autorégulation de la maladie qu'il est fondé sur un processus cohérent permettant à l'individu de mettre en œuvre un ensemble de mécanismes adaptatifs pour faire face à la souffrance causée par la maladie. Toutefois, on se demande pourquoi ce modèle est qualifié d'autorégulateur. Ce modèle est qualifié d'autorégulateur parce que les trois processus d'évaluation sus-évoqués interagissent entre eux pour rechercher l'équilibre qui a été rompu par la maladie. En référence à ce modèle, l'action de l'individu est motivée par la recherche d'un retour à la normalité. Selon Ogden (2008.), trois principaux exemples peuvent être évoqués pour souligner les interactions entre ces trois processus. Ces exemples portent sur la perception des symptômes, le recours au déni en tant que stratégie d'ajustement et l'évaluation positive de ces stratégies d'ajustement.

1- La perception des symptômes peut entraîner une évolution émotionnelle, ce qui peut en retour exacerber la perception des symptômes (ex : « *je sens une douleur à la poitrine* »).

2- Si l'individu a recours au déni en tant que stratégie d'ajustement, ceci peut entraîner la réduction de la perception des symptômes, une diminution de toute émotion négative et une évolution des représentations de la maladie (ex. cette douleur n'est pas très forte [déni], je me sens moins anxieux [émotion]. « *Cette douleur ne durera pas très longtemps [chronologie]. Cette maladie n'aura pas de conséquences graves sur mon style de vie [conséquences]* »).

3- Une évaluation positive de la stratégie d'ajustement pourrait être elle-même une stratégie d'ajustement (ex : « *mes symptômes semblent avoir diminué grâce à la pratique de la relaxation* » semble être une forme de déni).

L'objectif de ce chapitre neuvième était d'établir l'existence d'une relation entre la représentation et la santé. Cet objectif suppose que les différentes manières ou alors les différentes stratégies cognitives mobilisées par les individus dans la construction de la santé (qui elle-même ne peut pas être détachée de celle de la maladie) ont une influence sur les comportements de prévention, sur les comportements de dépistage, sur les comportements de traitement et de promotion de la santé et sur les comportements d'ajustement. Cet objectif nous a conduit dans une analyse où, dans une première phase, nous avons montré que les significations attribuées à la maladie et à la santé étaient fonction des différents systèmes de représentations sociales en vigueur dans les différents groupes d'appartenance des patients. Dans une seconde phase, nous avons montré que les représentations de la maladie étaient aussi différentes d'un individu à un autre, d'un groupe à un autre.

Ces différences s'expliquent une fois de plus par le fait que la représentation sociale qui induit celle de la maladie opère comme un filtre cognitif qui fait que la maladie devient un fruit de notre subjectivité. Cette subjectivité touche tour à tour à l'interprétation, au coping et à l'évaluation qui sont les éléments essentiels de la troisième phase qui amène l'individu à se réaliser par rapport à la maladie, à retrouver l'équilibre rompu par cette dernière et surtout à gérer positivement les différentes émotions négatives qui résultent de la maladie et qui l'aggravent le plus souvent. C'est ce qu'on a développé sous le vocable d'ajustement.

La relation qu'on a établie dans ce chapitre entre représentations et santé, et dans le précédent (chapitre huitième) entre croyances et santé, doit être prise en compte dans l'étude des facteurs sous-jacents à l'observance thérapeutique.

Chapitre dixième

L'observance thérapeutique

L'observance est un comportement très important en psychologie de la santé. Haynes (1979) a défini la notion d'observance comme étant « *le degré auquel le comportement du patient (par rapport à la prise du traitement, le suivi des régimes ou d'autres changements apportés au style de vie) s'accorde avec l'avis médical ou sanitaire* » (cité par Ogden, 2007, p.79).

La littérature abonde sur l'observance médicale. Durant la dernière décennie, près de 3200 articles ont été publiés en anglais sur cette notion. La plupart des articles soulignent l'importance de suivre les prescriptions médicales. Ces dernières permettent à l'individu de recouvrer rapidement sa santé ou tout au moins de vivre normalement avec la maladie. Cependant, un ensemble de ces articles souligne la résistance de certains patients à suivre les recommandations médicales, surtout ceux souffrant de maladies chroniques comme l'hypertension et le diabète. On y voit par exemple le cas des patients qui refusent d'observer des recommandations aussi simples comme celles d'utiliser de la ventoline contre l'asthme (tekkel Tukket et *al.*. 1992).

Les trois éléments que nous venons d'évoquer semblent essentiels pour amener un patient à suivre les recommandations d'un personnel de santé. Dans la suite de notre réflexion, nous les développons succinctement afin de montrer leur impact sur le comportement d'observance. Nous allons aussi explorer quelques pistes de réflexion susceptibles d'améliorer l'observance thérapeutique.

10.1. Quelques principaux facteurs de l'observance thérapeutique

L'observance s'avère difficile parce qu'elle entraîne habituellement des implications financières surtout dans les pays pauvres comme ceux de l'Afrique au sud du Sahara. Face aux difficultés posées par l'observance auprès de certaines catégories de patients, les psychologues ont essayé de la prédire. Ley (1981, 1989) a montré que l'observance pouvait être prédite par la combinaison de la satisfaction vis-à-vis du déroulement de la consultation, la compréhension de l'information donnée et le rappel de cette information.

10.1.1. La satisfaction du patient

Les travaux psychologiques montrent que malgré tous les efforts faits pour humaniser davantage les services de santé, des écueils demeurent au niveau de la consultation. C'est ce qui transparaît d'une étude de Ley (1988) où il montre que 41% des patients étaient satisfaits de leur traitement.

Les niveaux de satisfaction de la consultation sont fonction, comme le soulignent Haynes et al. (1979) et Ley (1988), de cette dernière (la consultation). Une consultation combine trois aspects :

- ✓ un aspect affectif (ex : le soutien affectif et la compréhension) ;
- ✓ un aspect comportemental (ex : l'ordonnance, le respect du patient) ;
- ✓ un aspect de compétence du personnel de santé (ex : la pertinence de la référence du diagnostic).

Ley (1988) a par ailleurs montré que la satisfaction du patient était liée au fait que le thérapeute lui explique assez clairement son diagnostic à la fin de la consultation. La satisfaction du patient entraîne aussi une certaine compréhension de la maladie.

10.1.2. La compréhension du patient

Divers travaux en psychologie de la santé ont pu établir l'existence d'une corrélation entre les connaissances du patient sur la maladie et l'observance thérapeutique. Ces travaux montrent que la compréhension que les patients ont de la maladie est plus ou moins limitée. Dans cette veine, Boyle (1970) a mis en évidence le fait que le nombre de patients en mesure de localiser correctement les organes de leur corps est insuffisant : 20% pour leur estomac ; 42% et 49% respectivement pour leur cœur et leur foie. Cette insuffisance limite la compréhension de la consultation et par conséquent le suivi des prescriptions médicales. Dans la même trajectoire, Roth (1979) a montré que les patients avaient de la peine à identifier correctement les causes de la maladie et sa gravité en ce qui concerne l'ulcère peptique. Il a obtenu de ses sujets, une pluralité de causes telles que les problèmes dentaires, de gencives, d'alimentation, digestifs ou l'excès d'acide au niveau de l'estomac. Il a aussi identifié une proportion importante de sujets (70%) qui pensaient que l'hypertension pouvait être traitée par des médicaments.

Toutes ces difficultés du patient sur la compréhension de sa maladie sont des facteurs importants qui réduisent l'observance thérapeutique. Ainsi, la psychologie de la santé suggère aux praticiens dans le domaine de la santé de les intégrer dans leurs processus éducatifs, surtout dans la communication qui s'établit entre eux et les patients. Cette précaution pourrait par ailleurs augmenter le nombre d'informations retenues par les patients.

10.1.3. Les informations retenues par les patients

Les chercheurs en psychologie de la santé ont situé l'importance du rappel chez le patient. Ce rappel concerne : le nom du traitement, la fréquence des dosages et la durée du traitement. Bain (1977) a montré que ce rappel n'était pas effectif chez tous les patients. Par exemple, 37% des patients étaient incapables de se rappeler le nom du traitement ; 23% la fréquence d'usage et 25% la durée du traitement. Une étude réalisée par Crichton et al. (1978) a confirmé les mêmes résultats en ce qui concerne le traitement : cette étude a montré que 22% de patients avaient oublié le traitement recommandé par leur médecin.

Ley (1981, 1982) a travaillé à mettre en évidence les facteurs qui influencent le rappel de l'information donnée par le personnel soignant par le patient. Pour lui, le rappel peut être amélioré par des facteurs psychologiques tels que l'anxiété, la connaissance médicale, le niveau intellectuel, l'importance du propos, l'effet de primauté et la quantité d'informations. Cette étude n'a pas validé l'effet de l'âge sur le rappel comme on le pense habituellement à travers l'idée que le vieillissement altère le fonctionnement de la mémoire.

L'intérêt d'étudier les processus psychologiques en jeu dans le rappel de l'information donnée par le praticien de la santé au patient est fondé sur le fait qu'il (le rappel) est essentiel dans l'observance thérapeutique. Comment peut-on observer scrupuleusement ce qu'on a oublié ? Il s'agit donc, pour le personnel de santé, de mettre en place des stratégies susceptibles d'aider le patient à se rappeler la prescription médicale le moment venu. Ce rappel des prescriptions qui conditionne leur respect, au même titre que d'autres facteurs tels que la satisfaction du patient et sa compréhension, n'est pas toujours la chose du monde la mieux partagée, si nous empruntons une expression chère à Descartes. Cette idée amène à se demander ce qu'il y a lieu de faire pour améliorer l'observance thérapeutique.

10.2. Amélioration de l'observance

Les travaux en psychologie de la santé ont pu mettre en évidence un ensemble de facteurs susceptibles d'améliorer l'observance thérapeutique. Tous ces facteurs convergent vers le rôle de l'information sur l'observance thérapeutique. Dans ce sens, Haynes (1979) a montré que l'information pourrait améliorer l'observance de 66%. L'information peut être donnée ici sous deux formes : orale et écrite.

Ley (1981) a suggéré d'améliorer la communication orale pour maximiser l'observance thérapeutique. Cette amélioration de l'information orale touche aux points suivants :

- effet de primauté : les patients ont tendance à mieux se souvenir de la première chose qu'on leur dit ;
- insister sur l'importance de l'observance ;
- simplifier l'information ;
- utiliser la répétition ;
- être précis ;
- Suivre la consultation grâce à d'autres entretiens.

Les travaux en psychologie de la santé ont aussi souligné l'importance de l'information orale dans l'amélioration des connaissances du patient (90%), l'observance (60%) et sur les conséquences de la maladie (Ley & Morris, 1984).

Le rôle de l'information, qu'elle soit orale ou écrite, est donc essentiel dans l'observance thérapeutique. L'information contribue au rétablissement. Ce rôle a été démontré en ce qui concerne une intervention chirurgicale. Une intervention chirurgicale entraîne souvent un fort stress qui pourrait prolonger la durée du rétablissement. Pour pallier cette situation, le personnel soignant met souvent à la disposition du patient une palette d'informations dont le but est de diminuer la peur, car une peur modérée conduit au développement des mécanismes de défense, des stratégies d'ajustement, à la recherche d'informations et à la préparation mentale au résultat de l'intervention (Janis, 1958).

À la fin de ce chapitre dixième concernant les problèmes de communication en psychologie de la santé, nous pouvons situer l'importance de maîtriser les mécanismes impliqués dans le cadre d'une relation sociale pour tous ceux qui interviennent dans le domaine de la santé des populations. Un bon personnel de santé devrait être un excellent négociateur, car la santé nécessite l'implication de plusieurs synergies. Pour permettre à tout le monde de participer à la relation thérapeutique, le praticien de la santé ne doit pas se considérer comme un expert qui sait tout, mais plutôt comme le partenaire d'un processus complexe et s'efforcer à laisser les autres s'exprimer librement. Il doit être, comme le souligne Rogers, un facilitateur, un guide, privilégiant la non directivité à la directivité. Cette attitude pourrait contribuer à améliorer l'observance thérapeutique des patients, comportement qui malgré son importance, n'est jamais chose facile. L'observance thérapeutique est liée à la satisfaction du patient de la consultation, à sa compréhension de la maladie et à sa capacité de rétention des informations données par les traitants. Tous les travaux qui s'inscrivent dans une perspective d'amélioration de l'observance tiennent compte des éléments que nous venons d'évoquer. Ils insistent sur deux principales formes de la communication des informations : l'information orale et l'information écrite.

Conclusion générale

L'objectif de cette argumentation était de situer la place du psychisme dans la santé des individus. Ce dernier intervient chez tous les partenaires de la santé (les États, les organismes nationaux ou internationaux, les personnels soignants, les organisations non gouvernementales, etc.). Cependant, on observe que le rôle que joue le psychisme dans la maladie n'est pas toujours pris en considération dans la plupart des politiques de santé publique et dans les prises en soins. Malgré les progrès remarquables de la médecine moderne, le vécu de la maladie par le patient et son entourage n'est pas encore suffisamment pris en compte dans les différentes formes de thérapie. L'accent est toujours mis sur les traitements tels que cela a été recommandé par le modèle biomédical. Les limites d'une telle approche ont été mises en évidence dans ce travail.

Tout au long de cette réflexion, a été mise en avant la place que devrait occuper le psychisme dans toutes les interventions liées à la santé comme le suggère la psychologie de la santé. Cette spécialisation a été présentée comme celle qui étudie les comportements de santé et récuse la conception de la maladie développée par le modèle biomédical. Pour la psychologie de la santé, la maladie n'est pas une conséquence de la fatalité ou de la malchance comme le pensent certains. Elle est le plus souvent causée par des comportements à risque ou insécuritaires que Matarazzo (1980) appelle « comportements pathogènes ». La psychologie de la santé veut donc mettre à la disposition des praticiens des outils (concepts, modèles et théories) visant la promotion des comportements immunogènes ou de protection. Il a surtout été question dans ce travail d'une approche psychosociale.

Il nous a semblé moins pédagogique d'entamer directement l'approche psychosociale dont on vient de parler pour un travail qui ne s'adresse pas uniquement à des spécialistes en psychologie. Une présentation succincte des fondamentaux de la psychologie s'est avérée indispensable. C'est pourquoi l'argumentation débute par une présentation des mécanismes généraux du comportement qui interfèrent avec la santé des individus. Un premier ensemble de trois chapitres a permis d'établir que l'objet de la psychologie s'est constitué de manière progressive (chapitre premier) ; que la psychologie s'est institutionnalisée à partir des spécificités géo-politico-culturelles des principaux pays ayant animé sa scientificité (chapitre deuxième) au point où elle a aujourd'hui un panorama de spécialisations et domaines d'application que Lieury (2000) résume en deux axes et quatre pôles (chapitre troisième).

Dans un deuxième ensemble de trois autres chapitres, l'individu a été présenté comme un système sujet qui se développe à travers quatre principales dimensions ou sphères : développement affectif, développement cognitif, développement social et développement psychomoteur (chapitre quatrième) qui interviennent non seulement sur la construction de sa personnalité (chapitre cinquième), mais aussi sur les autres fonctions essentielles dans la saisie des comportements de santé (la perception, l'intelligence, le langage et l'apprentissage : chapitre sixième).

Un troisième et dernier ensemble de quatre chapitres a abordé de manière synthétique l'approche psychosociale de la santé en situant la place du relationnel dans le travail des personnels soignants (relations sociale, éducative et soignant-soigné : chapitre septième) ; des croyances et représentions de la santé dans l'explication naïve de la maladie qui nécessite l'usage des modèles de croyances relatives à la santé (HBM), du modèle transthéorique (MTC) et du modèle de la motivation à la protection (MMP) ou de l'autorégulation ainsi que les théories naïves (attributions, locus de contrôle, optimisme irréaliste : chapitres huitième et neuvième) ; les éléments évoqués dans ces trois chapitres ont été exploités pour montrer comment l'observance thérapeutique pourrait être améliorée (chapitre dixième).

À la fin de cette première balise de réflexion sur une approche psychosociale de la santé et de la maladie, nous invitons à intensifier les recherches sur les différentes approches qui considèrent la maladie comme une expérience intime. Cette préoccupation est déjà présente chez Canguilhem (« être malade c'est vraiment pour l'homme vivre une autre vie », Bergson (« la maladie est le plus court chemin pour parvenir à soi-même » et chez Singer (« beaucoup vivent la maladie comme une pause douloureuse, mais elle peut aussi être un chemin qui ouvre les brèches vers l'infini. Elle devient alors l'une des plus grandes expériences de la vie »).

Références

Abraham, K. (1909). *Rêve et mythe*. Paris : P. U. F.

Aebischer, V., & Oberlé (2007). *Le groupe en psychologie sociale* (3e éd.). Paris : Bordas.

Alajouanine, M. (1969). Spinal angiomas : Advances in diagnostic and therapy. In H.W. Pia & R. Djidjan (éds.). *Springer Sciences & business media, 6*, 2012.

Bain, D. J. G. (1977). Patient knowledge and the content of the consultation in general practice. *Medical Education, 11*, 347–50.

Bandura, A. (1977). Self-efficacy toward unify theory of behavioral change. *Psychological Review, 84,* 191-215.

Bandura, A. (1997). *Self-efficacy. The excercice of control.* New York : Freedman.

Bandura, A. (2003). *Le sentiment d'efficacité personnelle* (J. Lecomte, trad.). Bruxelles : De Boeck Diffusion, S.A. (Ouvrage original publié en 1986).

Becker, M.H. (1974). The healh belief model and personal health behaviour. *Health Education Monograph, 2,* 328-325.

Becker, M. H, Kaback, M., Rosenstock, I, & Ruth, I. M. (1975). *some influences on public participation in a genetic screening program.* (Sous presse) : Community Health1.

Belar, C. D., & Deardorff, W. (1995). *Clinical health psychology in medical settings : A practitioner's guidebook.* Washington : American Psychological Association.

Belloc, N. B. (1973). Relationship of health practices and mortality. *Preventive Medicine, 2*(1), 67-81.

Belloc, N. B., & Breslow, L. (1972). Relationship of physical health status and health practices. *Preventive medicine, 1(3)*, 409-421.

Benedeto, P. (2000). *Introduction à la psychologie.* Paris : Hachette.

Bernard, C. (1963). *Introduction à l'étude de la médecine expérimentale.* Paris : Les Chefs-d'œuvre Classiques et Modernes.

Binet, A. (1908). « Le développement de l'intelligence chez les enfants ». *Année Psychologique, 14*, 11-94.

Binet, A. (1909). *Les idées modernes sur les enfants.* Paris : Flammarion.

Binet, A. (1911). « Nouvelle recherche sur le développement intellectuel des enfants ». *Année psychologique à l'école, 17,* 145-201.

Binet, A. (1889). *The psychic life of micro-organisms. A study in experimental psychology* (T. McCormack, trad.). Chicago : The Open Court Publishing Company. (Ouvrage original publié en 1887 sous le titre « *La vie psychique des micro-organismes* »)

Binet, A., & Simon, T. (1905). « Méthodes nouvelles pour le diagnostic du niveau intellectuel des anormaux ». *L'Année psychologique, 12*, 191-244.

Breslow, L., & Enstrom, J. E. (1980). Persistence of health habits and their relationship to mortality. *Preventive medicine, 9*(4), 469-83.

Brown, J. A., & Howarth, E. (1977). A comprehensive factor analysis of personality questionnaire items : A test of twenty putative factor hypotheses. *Multivariate Behavioral Research, 12*, 399-427.

Buss, A. H. (1966). *Psychopathology.* New York : Wiley.

Cadet, B. (1998). *Psychologie cognitive.* Paris : In Press.

Carl, R. (1951). *Client-centered therapy : Its current practice, implications and theory*. Houghton Mifflin : Constable & Robinson, Ltd.

Castellan, Y. (1986). *L'initiation à la psychologie sociale*. Paris : Armand colin.

Catell, R. B. (1956). *La personnalité* (M. Cahen, trad.). Paris : P.U.F.

Chomsky, N. (1957). *Syntactic structures*. La Hague : Mouton.

Chomsky, N. (1965). *Aspects of the theory of syntax. MIT Research Laboratory of Electronics Special Technical* (Rapport n° 11). Cambridge : MIT Press.

Chomsky, N. (1968). *Le langage et la pensée*. Paris : Payot.

Claparède, E. (1931). *L'éducation fonctionnelle*. Paris : Flammarion.

Claparède, E. (1924). *Comment diagnostiquer les aptitudes chez les écoliers*. Paris : Flammarion.

Comte, A. (1830-1842). *Cours de philosophie positive*. Paris : Rouen Frères (Bachelier).

Crichton, E. F., Smith D. L., & Demanuele, F. (1978). Patient recall of medication information. *Drug intelligence & clinical Pharmacy*, *12*(10), 591-599.

Darwin, C. (1870). *De l'origine des espèces par sélection naturelle ou des lois de la transformation des êtres organisés*. Paris : Victor Masson et Fils.

Darwin, C. (1872). *The origin of species by means of natural selection, or the preservation of favored races in the struggle for life* (6ème éd.). Londres : Murray.

Darwin, C. (1872). *The expression of the emotions in man and animals*. Londres : Murray. Albemarle Street.

Deconchy, J. P. (1989). *Psychologie sociale, croyances et idéologies*. Paris : Méridiens Klincksieck.

Deconchy, J. P., & Hurteau, C. (1998). Non-contrôle cognitif (learned helplessness), épuisement cognitif et recours à des explications « irrationnelles ». *Perspectives cognitives et conduites sociales, 6*, 103-126.

Descartes, R. (1637). *Discours de la méthode. Pour bien conduire sa raison, et chercher la vérité dans les sciences* (1re éd.). Leyde : Ian Mayre.

Descartes, R. (1641). *Les Méditations métaphysiques* (1re édition). Paris : Iean Camvsat & Pierre Le Petit.

Descartes, R. (1649). *Traité des passions de l'âme*. In Œuvres complètes. Paris : Gallimard, coll « pléiades ».

Doll, R., & Petto R. (1981). *The Causes of Cancer*. New York : Oxford University Press.

Durkheim, E. (1895). *Les règles de la méthode sociologique* (7e éd.). Paris : Alcan/P.U.F.

Durkheim, E. (1911). Education. In F. Buisson (éd.). *Nouveau dictionnaire de pédagogie et d'instruction publique*. Paris : Hachette.

Ebbinghaus, H. (1985). *Memory : A contribution to experimental psychology*. New York : Dosey.

Eysenck, H. J. (1979). *The structure and measurement of intelligence*. New York : Springer-Verlag.

Eysenck, H. J. (1975). *Manual of the Eysenck Personality Questionnaire*. Londres : Hodder and Stoughton.

Fechner, T. (1860). *Element der Psychophysik*. Leipzig : Breitkop fund Hartel.

Ferenczi, C. (2013). Transfert et introjection (J. Dupont et P. Garnier, trad.). *Psychanalyse,* (938).

Fischer, G. N. (1990). *Les domaines de la psychologie sociale*. Paris : Dunod.

Fischer, G.N. (2005). *Les concepts fondamentaux de la psychologie sociale*. Paris : Dunod.

Fisher, D. F., Monty, R. A., & Senders, J. W. (1981). *Eye movements : cognition and visual perception.* Hillsdale, New Jersey : Erlbaum Associates

Fontaine, O. (2001). *Psychologie de la santé. Les comportements de santé.* Communication présentée au Séminaire international en psychologie médicale « Soins de santé mentale primaires » CIUF-CUF Coopération inter universitaire francophone de Belgique Laos-Vietnam-Cambodge.

Fraisse, P. (1974). *Manuel pratique de la psychologie expérimentale.* Paris : P.U.F.

Freud, A. (1937). *Le moi et les mécanismes de défense.* Paris : P.U.F.

Freud, A. (1956). « Contribution de la psychanalyse à la psychologie génétique ». *Revue française de Psychanalyse, 20,* 356-382.

Freud, S. (1901). *Psychopathologie de la vie quotidienne.* Paris : Payot.

Freud, S. (1905). *Trois Essais sur la théorie de la sexualité* (B. Reverchon-Jouve & B. Groethuysen, trad.). Paris : Gallimard. (Ouvrage original publié en 1905 sous le titre Drei Abhandlungen zur Sexualtheorie).

Freud, S. (1915). *Complément métapsychologique à la théorie du rêve. Métapsychologie.* Paris : Gallimard.

Freud S. (1917). *Introduction à la psychanalyse.* Paris : Payot.

Freud, S. (1920). *Au-delà du principe de plaisir* (S. Jankélévitch, trad.). Paris : Payot.

Freud, S. (1950). *Ma vie et la psychanalyse.* Paris : Gallimard. (Ouvrage original publié en 1925).

Freud, S. (1954). *Cinq psychanalyses.* Paris : P.U.F.

Freud, S. (1968). *Pulsions et destins des pulsions.* Paris : Gallimard.

Freud, S. (1970). « Psychologie collective et analyse du moi ». In S. Freud (éd), *Essais de psychologie*, 83-176. Paris : Payot.

Freud, S. (1974). *Etudes sur l'hystérie*. Paris : P.U.F. (Ouvrage original publié en 1895).

Freud, S. (1985). *Psychanalyse et théorie de la libido*. Paris : P.U.F.

Freud, S. (1971). *Trois essais sur la théorie de la sexualité* (M. Géraud, trad.). Paris : Gallimard (Ouvrage original publié en 1905).

Galton, F. (1869). *Hereditary Genius*. Londres : Macmillan & Co.

Gardner, H., & Hatch, T. (1989). Educational implications of the theory of multiple intelligences. *Educational researcher, 18*(8), 4-10.

Ghiglione, R., & Richard, J.-F. (1998). *Cours de psychologie, tome 1 : Origines et bases* (3e éd.). Paris : Dunod.

Gibson, J. J. (1950). *The perception of the visual world*. Oxford : Houghton Mifflin.

Golse, B. (2001). *Autisme, état des lieux et horizons*. Toulouse : Eres. doi : 10.3917/eres.delio.2008.02

Graham, H. (1987). Women's smoking and family health. *Social Science and Medicine, 25*(1), 47-56.

Hayden, T., & Mischel, W. (1976). Maintaining trait consistency in the resolution of behavioral inconsistency : The wolf in sheep's clothing ? *Journal of Personality, 44*, 109-132.

Haynes, R. B. (1979). *Determinants of compliance : The disease and the mechanics of treatment. Compliance in health care*. Baltimore : Johns Hopkins University Press.

Haynes-Roth, B., & Haynes- Roth, B. (1979). A cognitive model of planning. Cognitive *Science 3,* 275-310.

Heider, F. (1944). Social perception and phenomenal causality. *Psychological Review, 51,* 358-374.

Heider, F. (1958). *The psychology of interpersonal relations*. New York : John Wiley & sons

Helman, C. G. (1978). Feed a cold, starve a fever. Folk models of infection in an English suburban community and their relation to medical treatment. *Culture, Medicine and Psychiatry, 2*, 107–137.

Herzlich, C. (1973). *Health and illness : a social psychological analysis*. London : Academic Press.

Howarth, E. (1969). Personality differences in serial learning under distraction. *Perceptual and Motor Skills, 28*, 379-382.

Hull, C.L. (1952). *A behavior system*. New Haven : Yale University.

Hull, C.L. (1943). *Principles of behavior*. New York : Appleton-century-crofts.

Hume, D. (1777). Enquiry concerning human understanding. In D. Hume (éd.). *Enquiries concerning human understanding and concerning the principles of morals*. Londres : L. A. Selby-Bigge & Peter Nidditch.

Huteau, M. (2006). *Psychologie différentielle* (3e éd.). Paris : Dunod.

Ionesco, S. (1991). *Quatorze approches de la psychopathologie*. Paris : Nathan.

Ittelson, W.H. & Kilpatrik, L.P. (1951). Experiments in perception. *Scientific American*, 65-76.

Janis, I. L. (1958). *Psychological stress : Psychoanalytic and behavioural studies of surgical patients*. New York : Wiley.

Kasl, S. A., & Cobb, S. (1966). Health behavior, illness behavior, and sick role behavior : 1. Health and illness behavior. *Archives of Environmental Health, 12*, 24M6.

Kelly, H. H. (1967). Attribution theory in social psychology. In D. Levine (éd.), Nebraska Symposium on motivation (vol. 15). Lincoln : University of Nebraska Press.

Kelly, H. H. (1972). *Causal, schemata and the attribution process.* In E. E. Jones, D. E. Kanouse, H. H. Kelly, R. E. Nisbett, S. Valins & B. Weiner (éds.). *Attribution : Perceiving the causes of the behavior*. Morristown, New Jersey : General learning Press.

Klein, M. (1945). *Le complexe d'œdipe éclairé par les angoisses précoces*. Paris : P.U.F

Klein, M. (1946). *Les Développements de la psychanalyse. Angoisses, culpabilité, comportements des nourrissons*. Paris : P.U.F.

Kölher, I. (1927). *L'intelligence des singes supérieurs*. Paris : Alcan.

Kohler, I. (1964). *The Formation and transformation of the perceptual world.* New York : International Universities Press.

Lecours, A.R. & Lhermite, F. (1979). *L'aphasie*. Paris : Flammarion.

Lacan, J. (1936). *Stade du miroir*. Communication présentée au 14e Congrès psychanalytique international, Marienbad, *International Journal of Psychoanalysis*.

Lagache, D. (1949). *Psychologie expérimentale et psychologie clinique*. Paris : P.U.F.

Laplanche, J., & Pontalis J.-B. (2007). *Vocabulaire de psychanalyse*. Paris : P.U.F.

Lau, R. R. (1995). Cognitive representations of health and illness. In D. Gochman (éd.), *Handbook of Health Behavior Research* (Vol. 1). New York : Plenum.

Le Magnen, J. (1951). *Le goût et les saveurs*. Paris : P.U.F.

Le Ny, J.-F. (1982). Knowledge, meaning, representation : Some current problems. In F. Klix, J. Hoffmann, & E. van der Meer (éds.), *Cognitive research in psychology* (pp. 22-32). Amsterdam : North-Holland.

Lenneberg, E. (1967). *Biological foundation of language.* New York : Wiley.

Leventhal, H. (1970). Findings and theory in the study of fear communication. In L. Berkowitz (éd.), *Advances in Experimental Social Psychology* (vol. 6, p. 116 -186). New York : Academic Press.

Leventhal, H. (1989). Emotional and behavioural processes. In M. Johnston & L. Wallace (éds.). *Stress and Medical Procedures* (p. 3-35). Oxford : Oxford Science and Medical Publications.

Leventhal, H., Benjamin, Y., Brownlee, S., Diefenbach, M., Leventhal, E. A. & Patrick-Miller, L. (1997a). Illness representations : theoretical foundations. In K. J. Petrie & J. Weinman (eds.), *Perceptions of health and illness* (p. 19-45). Londres : Harwood Academic Publishers.

Leventhal, H., Hudson, S., & Robitaille, C. (1997b). Social comparison and health : A process model. In B. Buunk and F.X. Gibbons, (éds.), *Health, Coping and Well Being : Perspectives from Social Comparison Theory* (p. 411 - 432). Hillsdale, NJ : Lawrence Erlbaum.

Leventhal, H., Meyer, D., & Nerenz, D. (1980). The common sense representation of illness danger. In S.Rachman (éd.). *Contributions to medical psychology. Vol. 2* (p. 7-30). New York : Pergamon.

Leventhal, H., Zimmerman, R. & Gutmann, M. (1984). Compliance : A self-regulation perspective. In W. D. Gentry (éds.), *Handbook of Behavioural Medicine.* New-York : Guilford.

Leventhal. H., & Nerenz D. (1985). The assessment of illness cognition. In P. Karoly (éd.) Measurement Strategies, *Health Psychology* (p. 517-555). New York : Wiley.

Lévy-Leboyer, C. (éd.). (1984). *Vandalism : Behaviour and motivations*. Amsterdam : North-Holland.

Ley, P. (1988). *Communicating with patients.* Londres : Croom Helm.

Ley, P. (1981). Professional non compliance : a neglected problem. *British Journal of Clinical Psychology*, 20, 151-154.

Ley, P., & Morris, L. (1984). Psychological aspects of written information for patients. In S. Rachman (éd.). *Contributions to Medical Psychology*. Oxford : Pergamon Press.

Lieury, A. (1990). *Manuel pratique de psychologie générale.* Paris : Bordas.

Lieury, A. (2000). *Psychologie cognitive. Cours et exercices.* Paris : Dunod.

Locke, J. (1690). *Essai sur l'entendement humain.* Londres : Tho. Baffet.

Loo, R. (1979). A Psychometric Investigation of the Eysenck Personality Questionnaire. *Journal of Personnality Assessment*, *43*, 54-58.

Louche, C. (2007). *Psychologie sociale des organisations*. Paris : Armand Colin.

Malrieu, P. (1952). *Les émotions et la personnalité de l'enfant.* Paris : Vrin.

Malrieu, P. (1973). « La socialisation ». In H. Gratiot-Alphandesy & R. Zazzo (éds.). *Traité de psychologie de l'enfant.* T.5. (p. 9-179). Paris : P.U.F.

Mariné, C. & Escribe, C. (1998). *Histoire de la psychologie générale. Du behaviorisme au cognitivisme*. Paris : In Press Editions.

Matalon, B. (1993). « Expérimentation et observation ». In R.Ghiglione & J.F.Richard (éds.). *Cours de psychologie tome 2*. (p. 267-302). Paris : Dunod.

Matarazzo, J.D. (1980). Behavioral health and behavioral medicine : frontiers for a new health psychology. *American psychology*, 35, 807-817.

Matarazzo, J.D. (1984). Behavioral immunogens in health and illness. In B. Hammond & C. Schreirer (eds.). *Psychology and health* (p. 201-203). Washington : American Psychologycal Association.

MC Keown, T. (1979). *The Role of Medicine : Dream, Mirage or Nemesis*, Basil Blackwell : Oxford.

McKeown, T (1976). *The Modern Rise of Population.* New York : Academic Press.

Mill, J. (1869). *Analysis of the phenomena of the human mind.* London : Longman, Green, Reader & Dyer.

Mill, J. S. (1866). *Système de logique déductive et inductive. Exposé des principes de la preuve et des méthodes de recherche scientifique* (L. Peisse, trad.). Paris : Ladrange. (Ouvrage original publié en 1843).

Miller, G.A. (1956). The Magical Number Seven. Plus or Minus Two : some Limits of our Capacity for processing information. *Psychological Review, 63,* 81-97.

Mischel, W. (1973). Toward a cognitive social learning reconceptualization of personality. *Psychological Review, 80*, 252-283.

Moles, A. (1951). « Le théâtre antique exemple d'une esthétique fonctionnelle ». *Les Études Philosophiques, 6* (1), 77 – 91.

Moscovici, S. (1984). *Psychologie sociale*. Paris : P. U. F.

Mucchielli, R. (1974). « Analyse existentielle et psychothérapie phénoméno-structurale ». *Revue Philosophique de Louvain.* Quatrième série, 72(14), 378-384.

Ogden, J. (éd.) (2007). *Essential readings in health psychology.* Buckingham : Open University Press :

Ogden, J. (2008). *Psychologie de la santé : A Textbook.* Bruxelles : De Boeck Supérieur.

Oléron, P. (1952). « Etude sur le langage mimique des sourds-muets : les procédures d'expressions ». *Année Psychologique,* 52(1), 47-81.

Oléron, P. (1957). « Recherches sur le développement mental des sourds-muets : contribution à l'étude du problème « langage et pensée » ». *Centre national de la recherche scientifique.*

Parrot, F., & Richelle, M. (1998). *Introduction à la psychologie. Histoire et méthode.* Paris : P.U.F.

Pavlov, I. P. (1963). *Réflexes conditionnels et inhibitions (recueil de textes).* Genève : Gonthier. Bibliothèque Médiation.

Pavlov, I. P. (1977). *Les réflexes conditionnés : étude objective de l'activité nerveuse supérieure des animaux* (N. Gricouroff & G. Gricouroff, trad.). (2e éd.). Paris : P.U.F.

Pettigrew, J.D. (1972). *The neurobiology of binocular vision. Scientific American, 227,* 84-95.

Piaget, J. (1936). *La naissance de l'intelligence.* Paris : P.U.F.

Piaget, J. (1967). *Biologie et connaissance.* Genève : Librairie de l'université de Genève.

Piaget, J. (1975). *L'Équilibration des Structures cognitives.* Paris : P.U.F.

Piéron, H. (1908). « L'évolution du psychisme ». Texte édité dans *le Bulletin de Psychologie (1958), 144,* 369-371.

Piéron, H. (1963). *Vocabulaire de psychologie.* Paris : PUF.

Pritchard, R.M. (1961). *Stabilized images on the retina. Scientific American.*

Pill, R., & Stott (1982). Concept of illness causation and responsibility. Some preliminary data from sample of working classmothers. *Social Sciences & Medicine, 16*, 43-52.

Proschaska, J.O & Diclemente, C.C. (1992). *The transtheorical approach : crossing the traditional bouderies of therapy.* Homewood : Dorsey Press.

Reuchlin, M. (1974). *La psychologie différentielle.* Paris : P.U.F.

Reuchlin, M. (1981). « Apports de la méthode différentielle à la psychologie générale ». *Journal de Psychologie*, 78, 377-395.

Richard, J.-F. (1993). « Les méthodes statistiques ». R. Ghiglione & J.-F. (éds.). *Cours de psychologie 2. Les méthodes* (pp. 227-342). Paris : Dunod.

Ribot, T. (1881). *Les maladies de la mémoire*. Paris : Armand Colin.

Rocher, G. (1992). *La culture en mouvement. Nouvelles valeurs et Organisations*. Collection "Sociétés et mutations". Québec : Presses Universitaires de Laval.

Rocklin, T., & Revelle, W. (1981). The measurement of extraversion : A comparison of the Eysenck Personality Inventory and the Eysenck Personality Questionnaire. *British Journal of Social Psychology*, *20*, 279-284.

Rogers, C.J. (1977). *La relation d'aide et la psychothérapie*. Paris : E.S.F (première édition, 1942).

Rogers, R. W. (1975). A protection motivation theory of fear appeals and attitude change. *Journal of Psychology*, 91, 93-114.

Rogers, R. W. (1983). Cognitive and psychological processes in fear and attitude change. Arvisited theory of protection motivation. In J. Caioppo & R. E. Petty (eds). *Social psychophysiology* (p. 153-176). New York : Guilord Press.

Rogers, R.W. (1985). Attitude change and information integration in fear appeals. *Psychological Reports*, 56, 176-182.

Rosenstock, I. M. (1966). Why people use health services. *Milbank Mem Fund Q*, *44*, 94-127.

Rouzel, E (2000). *La pratique des écrits professionnels en éducation spécialisée*. Paris : Dunod.

Sartre, J.P. (1947). *L'existentialisme est un humanisme*. Paris : Gallimard/Folio essais (1996).

Sillamy, N. (1989). *Dictionnaire de la psychologie.* Paris : Larousse-Bordas, Nouvelle édition.

Sillamy, N. (1999). *Dictionnaire de psychologie*. Paris : Larousse.

Sivadon, P. (1952). « Psychopathologie du travail ». *L'évolution psychiatrique*, *3*, 441-474.

Skinner, B.F. (1944). Review of Hull principles of behavior. *American journal of psychology, 57*, 276-281.

Skinner, B.F. (1957). *Verbal behavior*. New York : Appleton.

Skinner, B.F. (1969). *Contingency of representation : A theoretical analysis*. New York : Meredith Corporation. Traduction française (1971). L'*analyse expérimentale du comportement*. Bruxelles : Mardaga.

Skinner, B.F. (1985). Cognitive sciences and behaviorism. *British Journal of psychology, 76*, 291- 301.

Small, W.S. (1900). An experimental study of the mental processes of the rat I. *The American Journal of Psychology, 11,* 133-165.

Small, W.S. (1901). An experimental study of the mental processes of the rat II. *The American Journal of Psychology, 12,* 206-239.

Spitz, R. (1946). *Dépression anaclitique. Etude psychologique des enfants*. Paris : Seuil.

Spitz, R. (1956). *Le oui et le non, genèse de la communication humaine*. Paris : P.U.F.

Spitz, R.A. (1949). The role of ecological factors in emotional development. *Child Development, 20*, 145-146.

Spitz, R.A. (1968). *De la naissance à la parole, la première année de la vie*. Paris : P.U.F.

Taylor, R.W. (1971). *La direction scientifique des entreprises*. Paris : Dunod.

Thorndike, E. L. (1898). Animal intelligence : An experimental study of the association processes in animals. *Psychological Monographs, 2* (4 Whole 8). New York : Macmillan.

Tijus, C. (2001). *Introduction à la psychologie cognitive.* Paris : Nathan.

Tolman, E. (1961). *Behavior and psychological man.* California : University of California press.

Tolman, E.C. (1938). The determinant of behavior at a choice point. *Psychological Review*, *45*, 1841.

Tolman, E.C. (1948). Cognitive maps in rats and men. *Psychological Review, 55*, 189-208.

Tolman, E. (1946) latent learning experiments and other aspects of his theory were criticized by Spence and Lippitt Turing, A. M. (1950). *Computing machinery and intelligence.* Mind.Oxford : University Press.

Turing, M. (1950). Computing machinery and intelligence. *Mind, 59*, 433-460.

Vauclair, J. (1998). « Le rôle de la propriomotricité dans l'apprentissage d'un labyrinthe chez le Hamster doré ». *L'Année psychologique, 80*, 331-351.

Vauclair, J. (1998). *L'Homme et le singe. Psychologie comparée.* Paris : Flammarion.

Von Frey, M. (1986). « Etude sur les fonctions sensorielles de la peau (compte rendu de Victor Henri) ». *L'Année psychologique, (3)*, 410-427.

Vygotski, L.S. (1934/1997). *Pensée et langage*. Paris : La Dispute.

Wallon, H. (1934). *Les origines du caractère chez l'enfant*. Paris : P.U.F.

Wallon, H. (1941-1970). *L'évolution psychologique de l'enfant.* Paris : Arman Colin.

Wallon, H. (1959). « La psychologie génétique ». *Enfance. 3.4.* 220-231.

Watson J.B. (1916). *Behavior. An introduction to comparative psychology*. New York : Holt.

Watson, J. B. (1907). Kinaesthetic and organic sensations : Their role in the reactions of the white rat to the maze. *Psychological Monographs*, *7(2, Whole No. 33)*.

Watson, J. B. (1913). Psychology as the behaviorist views it. *Psychological Review*, *20*(2), 158-177.

Weinstein, N.D. (1983). Reducing unrealistic optimism about illness susceptibility. *Health Psychology, 2*, 10 -20.

Weinstein, N. D. (1984). Why it doesn't happen to me : Perception of risk factors and susceptibility. *Health Psychology, 3*,431 – 457.

Widlöcher, D. (1973). « Le développement de la personnalité ». In *Traité de psychologie de l'enfant.* Tome 5. Paris : P.U.F.

Widlöcher, D. (1998). *L'interprétation des dessins d'enfants*. Bruxelles : Mardaga.

Wolff, T. H. (1969). The emergence of Binet's conception and measurement of intelligence : a case history of the creative process. *Journal of the history of the behavioral Sciences.*

Woodworth, R.S. (1949). *Psychologie expérimentale*. Paris : P.U.F.

Wundt, W. (1873-1874). *Éléments de psychologie physiologique*. Paris : Alcan (1986).

TABLE DES MATIÈRES

Santé et Médecine

aux éditions L'Harmattan

Dernières parutions

MALADIES AUTO-IMMUNES
Quand notre système de défense nous trahit
Tron François
Le système immunitaire nous protège contre les virus, les bactéries et les parasites. Il peut parfois tourner ses armes contre l'organisme qu'il est censé défendre et y induire des lésions. Les maladies qui en résultent sont dites auto-immunes. Elles sont fréquentes et ensemble constituent la troisième cause de morbidité derrière les maladies cardiovasculaires et cancéreuses. Ce livre parcourt aussi les voies que la recherche emprunte pour corriger les désordres cellulaires et moléculaires observés au cours de chaque maladie auto-immune.
(Coll. Acteurs de la Science, 22.50 euros, 212 p.)
ISBN : 978-2-343-07769-7, ISBN EBOOK : 978-2-336-39806-8

LE DROIT DE LA GÉNÉTIQUE
À la recherche d'une branche du droit
Bricker Guillaume - Préface de Gérald Teboul
En matière de génie génétique, les questions éthiques et polémiques se multiplient à mesure que la technique évolue et embrasse de nombreux sujets : reproduction, OGM, tests génétiques, clonage… Le droit est-il suffisamment en avance pour y répondre ? Cet ouvrage permet de mieux connaître les règles et en assure la promotion, tout en mettant en garde contre les glissements éthiques. Il offre un panorama complet du cadre juridique applicable à la génétique. L'ensemble des textes permet de mieux comprendre les enjeux et quelquefois les limites de la législation.
(Coll. Le Droit aujourd'hui, 65.00 euros, 852 p.)
ISBN : 978-2-343-06705-6, ISBN EBOOK : 978-2-336-39860-0

BIOÉTHIQUE ET TRANSDISCIPLINARITÉ
Brelet Claudine, Patrick Curmi, Fatima Zhora Elkebir, Salwa Hamrouni, Mourad Merdaci - Préface de Christian Byk
Réflexion transdisciplinaire sur les rapports entre les sciences de l'homme et son environnement, cet ouvrage défend une bioéthique ouverte à la société civile. Il reflète les défis moraux auxquels sont maintenant confrontées les biotechnologies, depuis les OGM jusqu'à la PMA. Les chercheurs rappellent que la révolution biotechnologique peut et doit contribuer à améliorer la qualité de la vie, présente

et future. La bioéthique questionne finalement la nature même de l'être humain et offre la perspective d'un nouvel avenir.
(Coll. Cultures et Médecines, 17.00 euros, 154 p.)
ISBN : 978-2-343-07225-8, ISBN EBOOK : 978-2-336-39901-0

TRANSGRESSIONS DES FRONTIÈRES DU CORPS
La chirurgie esthétique
Mitz Vladimir
Les frontières de la chirurgie esthétique délimitent, avec difficulté, une spécialité chirurgicale qui est expansive. Cette chirurgie transgressive dérange les concepts philosophiques du «accepte-toi tel que tu es», elle bénéficie d'innovations tumultueuses telles les homogreffes du visage ou des membres, elle est constamment soumise à l'œil éveillé des médias. Cet ouvrage se propose d'en exposer les facettes en explorant ses mythes, ses bases conscientes et inconscientes et ses limites.
(Coll. Eidos série Retina, 16.50 euros, 156 p.)
ISBN : 978-2-343-07729-1, ISBN EBOOK : 978-2-336-39759-7

VERS LA CÉCITÉ
Un étrange parcours – Récit
Abbadie-Douce Paulette
Dans son précédent ouvrage « Voyage vers la cécité », l'auteur se penchait sur le choc éprouvé à l'annonce du verdict de cette maladie des yeux qui l'affecte : la « DMLA ». Dans ce nouvel ouvrage, elle nous dévoile d'étranges phénomènes qui l'assaillent et la troublent. À la suite de recherches, elle découvre avec stupéfaction que ces phénomènes sont une conséquence prévisible de la maladie des yeux qui l'affecte. Alors pourquoi ce silence autour de ces phénomènes reconnus par les spécialistes ?
(8.00 euros, 50 p.)
ISBN : 978-2-343-07608-9, ISBN EBOOK : 978-2-336-39792-4

MÉDECINE À TRAVERS LES SIÈCLES
Entre rencontres et découverte
Sous la direction de Xavier Riaud
Si la médecine et ses acteurs ont contribué incontestablement au bien-être de l'humanité, les dérives de quelques-uns ou les zones d'ombre amènent inévitablement à une discussion à propos de l'éthique qui doit la régir. Forts de ce postulat, les auteurs de cette collection ont souhaité décrire les avancées et les évolutions des sciences médicales.
(Coll. Médecine à travers les siècles, 19.00 euros, 182 p., Illustré en couleur)
ISBN : 978-2-343-07425-2, ISBN EBOOK : 978-2-336-39465-7

LA DÉPRESSION
Une pathologie à visage multiple
Lamessi Alain - Préfaces du docteur Thierry Malassiné
et du professeur Michel Dieudonné Vohito
Le présent ouvrage tente de présenter les multiples visages de la dépression. Pour cela, Alain Lamessi retrace la longue histoire de cette maladie qui n'a cessé de

se métamorphoser au fil des ans, avant de questionner la problématique de la classification. Passant ensuite en revue les facteurs, corrélats et autres théories, il lève un bout de voile sur la complexité de ce trouble de l'humeur, tout en faisant un détour dans ses spécificités africaines.
(26.50 euros, 270 p.)
ISBN : 978-2-343-06235-8, ISBN EBOOK : 978-2-336-39178-6

SCIENCE ET HUILES ESSENTIELLES
Baumann Alexandre
Les huiles essentielles sont fortes là où les médicaments sont faibles : maux de dos, maladies cardiovasculaires, infections chroniques, anxiété « ordinaire »... Cela est étayé par de nombreuses études scientifiques. Pourtant elles continuent à être vues comme de simples substances agréablement odorantes. Ce livre combat cette injustice en détaillant une centaine d'études scientifiques démontrant de réels effets thérapeutiques.
(17.50 euros, 172 p.)
ISBN : 978-2-343-07469-6, ISBN EBOOK : 978-2-336-39322-3

LA MALTRAITANCE DES PERSONNES ÂGÉES
L'envers du décor
Sauveur Yannick - Postface de Pascal Lardellier
Ce livre interroge les causes de la maltraitance des personnes âgées. L'auteur cible les responsabilités de l'État et la faiblesse des moyens mis au service des personnes âgées. Il offre ainsi une réflexion sur le jeunisme, l'âgisme et la société marchande. Fort de son expérience du milieu médicosocial, l'auteur apporte un éclairage original sur l'envers du décor, les personnels maltraités. De nombreux témoignages illustrent son propos.
(Coll. Des Hauts et Débats, 19.00 euros, 186 p.)
ISBN : 978-2-343-07283-8, ISBN EBOOK : 978-2-336-39357-5

ACCOMPAGNER LA VIE JUSQUE-LÀ
Feroumont Bernadette - Préface de Gabriel Ringlet
Ouvrir ce livre, c'est plonger dans l'univers de l'accompagnement de la fin de vie et comprendre combien des attitudes simples et spontanées peuvent compter pour le patient, l'entourage ou l'équipe soignante. Les récits parlent de tendresse et de moments heureux, mais aussi de tristesses, de colères, d'injustices. Ouvrir ce livre, c'est aussi découvrir que le temps nous rappelle l'urgence de savourer la vie : il nous invite à porter sur nos rencontres et nos gestes un regard intérieur qui leur donnera du sens.
(Coll. Encres de vie, 16.50 euros, 162 p.)
ISBN : 978-2-336-30839-5, ISBN EBOOK : 978-2-336-39254-7

LES ÎLES DÉSERTES
Avela Guilloux, Rébecca Stella
Léa a 9 ans. Un jour, elle découvre qu'elle est diabétique. À partir de ce moment-là, sa vie change, devient compliquée. Elle doit faire face à sa colère, ses propres peurs, à un traitement difficile, à des contraintes auxquelles elle ne s'attendait pas, aux réflexions pas toujours délicates de son entourage. Léa va devoir apprendre

à vivre avec ce diabète, cette « sale bête » qui l'accompagne désormais. Dans son imaginaire d'enfant, Léa devient Super Léa, une super-héroïne du quotidien, une dompteuse... La « sale bête » n'a qu'à bien se tenir ! «Écrite par deux mères d'enfants qui souffrent de ce mal, la pièce a des accents de vérité d'autant plus convaincants que le rôle de la fillette est endossé par Rébecca Stella, l'une des mamans qui est de surcroît une comédienne d'une subtile envergure.» (Pariscope). «Un joli spectacle.» (www.froggydelight.com)
(15.00 euros) ISBN : 978-2-336-2-97408

SE LIBÉRER D'UNE ADDICTION SANS DROGUE
Baclofène et boulimie : une expérience
Goffart Claude
Ce livre retrace l'itinéraire d'une «toxico de la bouffe», aidée dans son combat par l'usage du baclofène, molécule ancienne redécouverte par un professeur alcoolique. Elle s'avère efficace pour supprimer l'envie irrésistible qui mène à la bouteille mais semble aussi apte à aider les boulimiques. Décrit dans ces pages, ce traitement demande surtout de la ténacité et un travail sur soi attentif mené avec un thérapeute et en lien avec une association dédiée aux utilisateurs de ce traitement.
(20.50 euros, 198 p.)
ISBN : 978-2-343-06233-4, ISBN EBOOK : 978-2-336-38817-5

AUTISME
Le sacrifice invisible
Trajectoires des familles et regards croisés des professionnels
Jean-Bart Christiane
Malgré des évolutions positives dans l'accompagnement des enfants autistes, l'auteure sort de l'institution et va à la rencontre des familles. Retracer leurs trajectoires lui semble indispensable à la compréhension de l'environnement de l'enfant autiste. Il s'agit d'avoir une vision globale de l'enfant autiste, de prendre en compte tout ce qui influe sur lui dans des cadres comme l'institution qui le prend en charge, sa famille, l'école, son voisinage...
(Coll. Réseau Tessitures, 25.00 euros, 256 p.)
ISBN : 978-2-343-06565-6, ISBN EBOOK : 978-2-336-38662-1

FRAGMENTS POUR UNE HISTOIRE DE LA GÉRONTOLOGIE (Volume 1)
OAREIL
Ce livre raconte avec force anecdotes la naissance de l'action gérontologique : les errements, les oppositions et les luttes des acteurs qui ont ouvert cette voie nouvelle. Ce tome rassemble les entretiens individuels de ces femmes et hommes, pionniers chacun dans leur domaine. Ils narrent leurs parcours, leurs rencontres, la manière dont ils s'y sont pris pour construire pas à pas des actions, des services, des organisations sur des terrains en friche.
(Coll. La gérontologie en actes, 23.50 euros, 220 p.)
ISBN : 978-2-343-06908-1, ISBN EBOOK : 978-2-336-38920-2

L'HARMATTAN ITALIA
Via Degli Artisti 15; 10124 Torino
harmattan.italia@gmail.com

L'HARMATTAN HONGRIE
Könyvesbolt ; Kossuth L. u. 14-16
1053 Budapest

L'HARMATTAN KINSHASA
185, avenue Nyangwe
Commune de Lingwala
Kinshasa, R.D. Congo
(00243) 998697603 ou (00243) 999229662

L'HARMATTAN CONGO
67, av. E. P. Lumumba
Bât. – Congo Pharmacie (Bib. Nat.)
BP2874 Brazzaville
harmattan.congo@yahoo.fr

L'HARMATTAN GUINÉE
Almamya Rue KA 028, en face
du restaurant Le Cèdre
OKB agency BP 3470 Conakry
(00224) 657 20 85 08 / 664 28 91 96
harmattanguinee@yahoo.fr

L'HARMATTAN MALI
Rue 73, Porte 536, Niamakoro,
Cité Unicef, Bamako
Tél. 00 (223) 20205724 / +(223) 76378082
poudiougopaul@yahoo.fr
pp.harmattan@gmail.com

L'HARMATTAN CAMEROUN
BP 11486
Face à la SNI, immeuble Don Bosco
Yaoundé
(00237) 99 76 61 66
harmattancam@yahoo.fr

L'HARMATTAN CÔTE D'IVOIRE
Résidence Karl / cité des arts
Abidjan-Cocody 03 BP 1588 Abidjan 03
(00225) 05 77 87 31
etien_nda@yahoo.fr

L'HARMATTAN BURKINA
Penou Achille Some
Ouagadougou
(+226) 70 26 88 27

L'HARMATTAN SÉNÉGAL
10 VDN en face Mermoz, après le pont de Fann
BP 45034 Dakar Fann
33 825 98 58 / 33 860 9858
senharmattan@gmail.com / senlibraire@gmail.com
www.harmattansenegal.com

L'HARMATTAN BÉNIN
ISOR-BENIN
01 BP 359 COTONOU-RP
Quartier Gbèdjromèdé,
Rue Agbélenco, Lot 1247 I
Tél : 00 229 21 32 53 79
christian_dablaka123@yahoo.fr

Achevé d'imprimer par Corlet Numérique - 14110 Condé-sur-Noireau
N° d'Imprimeur : 132248 - Dépôt légal : septembre 2016 - *Imprimé en France*

www.ingramcontent.com/pod-product-compliance
Lightning Source LLC
LaVergne TN
LVHW010927061026
849535LV00007B/2275